健康管理实操：
平衡调节的实践经验

尹 玲 李苏桐 张 萍 | 主编

河北科学技术出版社

·石家庄·

图书在版编目（CIP）数据

健康管理实操：平衡调节的实践经验／尹玲，李苏桐，张萍主编． -- 石家庄：河北科学技术出版社，2024.6

ISBN 978 - 7 - 5717 - 2099 - 5

Ⅰ.①健… Ⅱ.①尹… ②李… ③张… Ⅲ.①健康—卫生管理学 Ⅳ.①R19

中国国家版本馆 CIP 数据核字（2024）第 105821 号

健康管理实操：平衡调节的实践经验

JIANKANG GUANLI SHICAO PINGHENG TIAOJI DE SHIJIAN JINGYAN

尹 玲 李苏桐 张 萍 主编

责任编辑： 张 健 李蔚蔚
责任校对： 王 宇
美术编辑： 人文在线
封面设计： 人文在线
出 版： 河北科学技术出版社
地 址： 石家庄友谊北大街 330 号（邮政编码：050061）
印 刷： 三河市龙大印装有限公司
经 销： 新华书店
开 本： 710mm×1000mm 1/16
印 张： 12.75
字 数： 175 千字
版 次： 2024 年 6 月第 1 版 2024 年 6 月第 1 次印刷
书 号： 978 - 7 - 5717 - 2099 - 5
定 价： 88.00 元

前　言

作为一名健康管理从业者，我和我的同事们有时被称为"营养师"，有时被称为"健康管理师"，也有时被称为"健康顾问"。为方便写作及大家理解，以下统一称"营养师"。我问过至少200个营养师，为什么会选择做营养师？得到的回复大致相同：

第一，可以帮助自己及家人管理健康，而且能够帮助他人获得健康，这是一件非常有价值和意义的事情。

第二，大健康行业是一个朝阳行业，未来很有前景。

综合来说，这是非常热爱"健康行业"、初心很好的一群人。然而，事实很残酷，健康管理公司现在非常难存活。我的很多同行经常被迫离职，或者在公司做着非常简单基础的健康管理工作，没有人指引前进的方向。大家很难遇到一个真正重视健康管理服务且能够长期发展的公司，所以大家也很难像医生一样比较快地积累各种理论与实践经验，变得越来越专业，让心中的理想更好地实现。

在此，我们将多年的实战经验总结出来，供广大营养师参考，尤其希望新入行的营养师朋友们，少走弯路，希望大家在健康行业一起努力，不断精进，深耕专业，为用户提供专业、负责、贴心的服务，将健康管理的价值发挥出来，帮助更多人建立正确的健康观念，重建健康的生活饮食习惯，学会基本的自我调理方法，为社会节约医疗资源，共创美好和谐的生活！在这个初衷的指导下，营养师工作要兢兢业业，业余时间坚持学习，让自己更专业，提升综合能力，为用户提供更有价值的服务。

作为服务一线的营养师，我们深知服务用户需要掌握的基础理论，哪些实践经验有利于将工作做得更好。本书具有以下特点：

第一，总结了工作中每一个问题的解决思路。比如肥胖的种类及原因分析，市场上各种减脂方法的优劣特点，减肥瓶颈期的原因及突破方法等，可以让营养师在体重管理时为用户提供各种常见核心问题的解决思路。

第二，内容通俗易懂，实用性强。其中很多话术、文章可以在服务用户的时候直接引用。

第三，总结了常见各类疾病人群的管理要点，让大家知道遇到各类疾病人群应该如何通过简单的"望、闻、问、切"得到核心信息，再有针对性地给出指导建议。

最后，敬请专业人士批评指正，我们将不断改进，与时代同行！

尹 玲
2024 年 5 月

目　录

第一章　优秀营养师的画像

我们根据多年工作经验，总结了成为一名优秀营养师必备的"能力"与"素养"，希望这条职业道路上的同仁们能够有更高的认知和觉悟，一起推进"健康管理事业"的发展，更好地发挥"健康管理的社会价值。"

一、优秀营养师的三项基本素养

（一）大爱之心

健康管理行业的用户，大多有亚健康、肥胖、慢性疾病等问题，有对自身健康的担忧，有对身材的焦虑，还有来自生活的各种压力，他们的心情经常会比较糟糕。然而，大多数人群的健康管理无法做到立竿见影，还可能加重用户的焦虑。营养师们也是芸芸众生中的普通人，也要面对来自家庭、工作、生活等各方面的压力。所以，如果没有一份大爱之心，爱自己也爱他人，就很难给用户提出良好的体验感。

（二）严于律己

健康管理其实是在帮助人们克服人性的懒惰、贪婪，培养良好的生活饮食习惯、坚持良好的思维方式的过程。"身先足以率人"，营养师要有良好的生活饮食习惯和正确的思维方式，严于律己，给用户树立榜样，这样才影响用户，帮助用户。

（三）坚韧不拔

健康管理是一份不容易的工作，营养师们在实际工作中会遇到各种各样专业和情绪管理的问题。营养师需要不断地学习营养学、医药健康、食品安全、烹饪、心理学、运动学等各种理论知识，并不断实践，个性化指导用户。然而，工作时间大家往往保持着马不停蹄的工作状态，随时在应对用户的各种问题，工作量是饱和的，所以只能在业余时间坚持学习。面对大量晦涩难懂的专业文章、专业术语、生物化学反应原理，要从中提炼总结能够指导用户的理论与实践要点，这让很多人打退堂鼓。这条道路非常艰难。所以，要成为一名优秀的营养师，必须具备坚韧不拔的毅力。

二、优秀营养师的三项基本功

（一）专业能力

作为用户来说，希望得到非常专业的服务。对于一名营养师来说，希望自己成为一名非常专业的营养师。然而，如何做到用户认可的专业呢？

最开始，我们以为的专业就是学习与营养学、健康管理相关的专业知识。后来，我们发现，这些其实远远不够。要成为一名优秀的营养师，一定要不断拓宽专业的深度与广度。营养师给用户做的是全面的健康管理，而不是用户要减肥只管用户减肥，用户要控制血糖只管血糖，而不管用户同时具有的其他健康问题，如血脂高、尿酸高、失眠等。每个营养师都深知，自己需要至少掌握营养学、食品安全与卫生、烹饪技巧、中医养生以及心理学、运动学、常规体检报告解读、各类健康产品知识等等，同时要将晦涩难懂的专业知识讲述得简洁明了，还要不断给用户提供情绪价值，要帮助用户在健康问题上未雨绸缪。

在专业这条道路上，我们必须保持"活到老、学到老，与时俱进"。

（二）发现问题能力

作为一个营养师，要让用户听从健康指导，就像一个老师教学要让学生听讲一样。那么，当服务用户时，用户为什么不愿意听从营养师的指导，不愿意坚持打卡，不愿意坚持按照有利的健康管理方案执行？为什么就是三天打鱼两天晒网呢？遇到问题时，为什么不愿意听营养师的专业解释呢？

那么，到底是什么问题影响了用户的毅力？

斋藤嘉则在《工作的原理·发现问题篇》这本书中提出：发现问题是一项核心的重要能力。作为一名优秀的营养师，必须也要学习在服务中去发现用户不能坚持的真正原因是什么。只有找到了原因，才能有针对性地去帮助用户解决问题。虽然有些问题并非营养师能够解决的，但是这仍然有利于营养师专业的真正发挥。所以，在服务用户的过程中，营养师需要不断提升发现问题本质的能力。

（三）情绪疏导能力

不健康是一件容易令人情绪处于负面状态的事情。痛苦、焦虑、悲伤、恐惧、不自信……我们每个人都希望不健康的状态能够立马"药到病除"，所以往往对健康产品、服务都非常期待，甚至容易偏执地认为健康产品、健康服务就是在治病。

一旦管理过程中效果不明显，用户就会对营养师失去信心，自身也心情糟糕。每天面对大量有负面情绪的用户，营养师也难免受到影响，而一旦受到负面影响，服务效果就不会好，营养师个人也会深陷情绪泥潭。

　　所以，要做好健康管理服务，营养师首先要学会自我情绪疏导，做个情绪稳定的人。营养师要掌握帮助用户疏导情绪的方法，引导用户正视自身的问题，了解健康管理的科学进度，学习科学的健康知识，培养乐观、积极、上进的生活态度。

第二章 食谱制作及饮食点评技巧

本章主要介绍为各类用户制定食谱的技巧和饮食点评技巧，可以让营养师在纷杂的知识体系中快速掌握食谱制作和饮食点评的"公式"，不再拘泥于复杂的理论知识，制作相对精准的食谱，且落地性强。不过，本章需要从头到尾看一遍才会有比较好的学习效果。

一、食物分量和重量估计

制定食谱只有种类没有分量不行，分量都是用克来描述也不行，用户每餐不可能去称食物重量。所以能够用身边常用的"工具"来描述各类食物分量是非常重要的一项能力。非营养师从业者掌握了也可以有效地自我进行饮食评估。以下摘取《中国居民膳食指南（2022 版）》中的常用参考食物分量。

（一）常用参照物品定义与用途

参照物	规格与尺寸	用途	应用说明
11cm 直径，5.3cm	11cm 直径，直口碗	主要用于衡量主食类食物的量	通常 1 小碗米饭≈1 拳头米饭≈100g 米饭 能量约 116kcal（1cal = 4.2J）

续表

参照物	规格与尺寸	用途	应用说明
油：10g	10ml，调羹	用于衡量油的量	1 调羹 10ml 植物油，按膳食指南一般推荐25—30g/人，则每人一天摄入 2.5—3 调羹即可，有些人群要更严格
乒乓球	乒乓球	常用于比较鸡蛋的量	1 个乒乓球大小的鸡蛋约 50g

（二）常用参考手势定义及用途

参照物	规格和尺寸	用途	应用说明
	五指向内弯曲握拢的手势的大小的量	1 拳，常用来衡量主食、肉类、熟蔬菜、水果的分量	如： 1 拳头主食大约 100g 的量。 大半拳头肉类大约与 1 手掌肉类量相当，约80—100g。 1 拳头水果约 200—350g
	1 个掌心大、手掌厚大小的分量	1 掌心，常用来形容肉类分量	如： 1 掌心的瘦肉约 50—65g
	1 个手掌大、手掌厚的分量	1 手掌，常用来形容肉类的分量	如： 1 手掌的瘦肉约 80—100g

（三）常见食物标准分量示意图

种类	示意图	应用说明
谷类 50—60g/份	80g馒头（50g面粉）　　110g米饭（50g大米）	
薯类 85—100g/份	85g红薯　　85g红薯 100g土豆　　100g土豆　　100g土豆	一般我们推荐每餐主食合计约1小碗，大约100g
蔬菜 100g/份	100g菠菜　　100g菠菜　　100g菠菜（熟） 100g油菜 2棵（手长）　　100g油菜 5棵（手中指长）　　100g油菜（熟） 100g芹菜　　100g芹菜　　100g芹菜	蔬菜每日推荐摄入量是300—500g，大多数情况人们午餐和晚餐吃蔬菜，分配到2餐，每餐推荐摄入量为：1.5—2碗。 不过蔬菜能量低，胃口较大者，适当多摄入也是可以的

续表

种类	示意图	应用说明
水果 100g/份	1份，130g生重 （100g可食部）　2份，260g生重 （200g可食部） 1份，135g生重 （100g可食部）　2份，270g生重 （200g可食部）	一般我们推荐一餐吃1拳头的水果。要控制碳水和能量的人群，要选择低糖水果，且最好不要超标
肉类 40—50g/份	50g瘦肉 （脂肪5%—10%）　50g瘦肉 （脂肪5%—10%）　25g五花肉 （脂肪40%—58%）　50g五花肉 （脂肪40%—58%）	
鱼类 40—50g/份	50g三文鱼　50g三文鱼　90g草鱼 （可食部50g） 65g带鱼段 （可食部50g）　65g带鱼段 （可食部50g）	一般午餐和晚餐分别吃1手掌心到1手掌的肉量（畜禽肉与水产肉总量）。 肉类种类视用户情况推荐。 每周至少有2次水产肉类。 从健康角度优先选择低脂肉类

续表

种类	示意图	应用说明
虾 40—50g/份	85g草虾 （可食部50g）　　50g小银鱼	
豆类 大豆/份 20—25g	20g大豆 ＝ 60g北豆腐 ＝ 45g豆干 ＝ 150g内酯豆腐	建议每周吃3—5次。一般与肉类一起当作蛋白质食物
奶类 200—250ml/份	200ml牛奶＝ 25g奶酪 ＝一份酸奶（125ml×2）	大多数情况，推荐早餐或加餐时间食用牛奶1—2份。 在午餐或晚餐缺乏蛋白质食物时，推荐200—250ml牛奶
坚果类 10g/份	10g瓜子仁 ＝ 24g瓜子 20g花生米，2份 ＝ 28g花生	大多数情况，推荐上午/下午加餐摄入1—2份坚果，从健康、控制体重等角度选择原味坚果最佳
蛋类 40—50g/份	52g　60g　70g　87g	一般推荐早餐1个鸡蛋，或1个鸡蛋+1个蛋白

续表

种类	示意图	应用说明
水类 200— 250ml/份	 200ml水，1份　　500ml瓶装水，2.5份	一般推荐每日饮水量1500—2000ml，需要减脂及慢病人群一般推荐2000ml以上。具体视自己身体情况遵医嘱饮水

二、食谱制作技巧

（一）常见人群膳食金字宝塔

制作食谱严格的做法要根据能量进行计算，这非常麻烦，对于很多人来说都比较难进行，每个人每日能量需求查表得到的数据其实也是一种推算值，并没有那么精准。所以，个人觉得千万不要执着用能量去计算自己每餐应该怎么吃。

根据《中国居民膳食指南（2022版）》，掌握好各类人群的膳食金字宝塔，即可了解常见人群每日各类食物的摄入量范围，然后将这些食物分配到每日三餐或辅餐中，就比较均衡、合理、适量的健康饮食方式。

以下，我们对常见人群的膳食金字宝塔进行汇总，供大家参考：

人群	一般人群	备孕 & 孕早期	孕中期	孕晚期	母乳期	老年人	素食者
盐	<5g						
油	25—30g	25g	25g	25g	25g	25g	20—30g
奶及奶制品	300—500g	300g	300—500g	300—500g	300—500g	300—400ml	300g （蛋奶素）
大豆及坚果类	25—35g	25g	30g	30g	35g	25—35g （不同种类豆制品可多选择）	70—100g （全素） 40—85g （蛋奶素）

续表

人群	一般人群	备孕 & 孕早期	孕中期	孕晚期	母乳期	老年人	素食者
动物性 食物	120—200g	130—180g	150—200g （每周 1—2 次动物肝脏）	175—225g （每周 1—2 次动物肝脏）	175—225g （每周 1—2 次动物肝脏）	120—150g	—
蛋类	每日 1 个（40—50g），注意上一行动物性食物中包含了蛋类						每日 1 个 （蛋奶素）
水产品	每周至少 2 次	每周食用 2—3 次	每周食用 2—3 次	每周食用 2—3 次	每周食用 2—3 次	每周至少 2 次（多 食鱼腩）	—
蔬菜类	300—500g	300—500g	400—500g	400—500g	400—500g	300—500g	同一般人群
水果类	200—350g	200—300g	200—300g	200—350g	200—350g	200—350g	同一般人群
谷类	200—300g	200—250g	200—250g	225—275g	225—275g	200—300g	250—400g （全素） 225—350g （蛋奶素）
全谷物 和杂豆	50—150g	不少于谷类 1/3	不少于谷类 1/3	不少于谷类 1/3	不少于谷类 1/3	50—150g	120—200 （全素） 100—150 （蛋奶素）
薯类	50—100g	50g	75g	75g	75g	50—100g	50—125g
水	1500— 1700ml	同一般人群	1700ml	1700ml	2100ml	1500— 1700ml	1500— 1700ml
每日 活动	6000 步	同一般人群	30min 中强 度身体活动	30min 中强 度身体活动	产后 2 周逐 渐恢复每周 至少 150min 中等强度有 氧运动	6000 步 （主动、 积极锻炼）	6000 步
额外 补充		400μg 叶酸					根据营养师 建议补充维 生素 B$_{12}$、 ω-3 多不饱 和脂肪酸、 铁、锌、钙、 维生素 D 等

（二）常见人群食谱举例

掌握前面的食物分量和重量评估、常见人群膳食金字宝塔，我们就可以制定食谱了。当然，我们经常会遇到各类特殊人群，比如有肠胃疾病、高血糖、高尿酸、高血压、甲亢、甲减等，则需要根据医嘱和相应人群的饮食原则要点来调整食物的种类及摄入量。

下面，我们举例示范一些常见人群的食谱，其他有特殊需求的成人食谱在这个基础上进行适当调整即可得到个性化的食谱。

① 一般健康、体重在标准范围内人群，无减脂、增重等任何调养身体的需求，目的是保持目前良好的健康状态。

早餐 7：00—9：00	1—1.5 拳头杂粮主食 + 鸡蛋 1 个 + 豆浆 250ml 或牛奶 250ml + 0.5—1 拳蔬菜
AM 加餐 10：00—10：30	1 拳头水果
午餐 11：30—13：00	1—1.5 拳头主食 + 1 手掌心肉类 + 1.5—2 拳蔬菜
PM 加餐 15：30—16：00	10—15g 坚果
晚餐 17：00—19：30	1 拳头杂粮主食 + 1 手掌心肉类 + 1.5—2 拳蔬菜
食材选择	主食：大米、小米、玉米、山药、紫薯、红薯、南瓜、燕麦、糙米、黑米、薏米、藜麦等，若选择面食尽量选择杂粮馒头、菜包子、杂粮面等面食。每日主食粗细搭配。 肉类：畜禽肉、水产肉均可，尽量不要吃肥腻肉，多吃低脂肉类，经常换着肉吃，每周 3—5 次水产肉。 蔬菜：各类蔬菜均可，注意低脂烹饪，优先选择爆炒、白灼的烹饪方式。注意把土豆、老南瓜、莲藕、山药等富含淀粉的蔬菜当作主食来摄入。每日至少一半是深色蔬菜。 豆类及豆制品：非油炸的嫩/老豆腐、豆腐干、豆浆等。 奶蛋类：酸奶、纯牛奶、脱脂奶、低脂奶、鸡蛋、鸭蛋、鹌鹑蛋等。 水果类：苹果、猕猴桃、木瓜、橙子、火龙果、梨、草莓、枇杷、山竹、桃等水果，注意每日水果摄入量限量在 200—350g，勿贪多。 坚果类：葵花子、核桃、杏仁、花生仁、南瓜子、榛子、开心果、松子等坚果，最好原味。 油脂类：菜籽油、葵花子油、花生油、大豆油、橄榄油、紫苏油等植物油，各种油脂可经常换着食用，营养更均衡
其他注意事项	每日饮水量 1500—1700ml，包括汤汁、茶水等含水量大的饮品，若运动量大、出汗多可根据个人需求增加。 烹饪方法尽量选择爆炒、蒸煮的方式，少吃油炸、烧烤、熏制类。 尽量低脂低盐低糖，少饮酒。 每日食材 12 种以上，每周 25 种及以上，营养更均衡。 若体重减少或增加，则应适当整体增减各类食物的摄入量

② 一般健康、体重超标的人群，身体除了肥胖无其他特别疾病或症状。

早餐 7：00—9：00	1 拳头杂粮主食 + 鸡蛋 1 个 + 1 个蛋白 + 无糖豆浆 250ml 或纯牛奶 250ml
AM 加餐 10：00—10：30	1 拳低糖水果（以用户自己的拳头为准）
午餐 11：30—13：00	1 拳头易消化主食 + 大半拳头低脂肉类 + 1.5—2 拳蔬菜（尽量选择能量密度较低的蔬菜）
PM 加餐 15：30—16：00	10g 原味坚果
晚餐 17：00—19：30	1 拳头杂粮主食 + 大半拳头低脂肉类 + 1—1.5 拳蔬菜（尽量选择能量密度较低的蔬菜）
食材选择	主食：大米、小米、玉米、山药、紫薯、红薯、南瓜、燕麦、糙米、黑米、薏米、藜麦等，若选择面食尽量选择杂粮馒头、菜包子、杂粮面等面食。每日主食粗细搭配。 肉类：草鱼、鲳鱼、白鲢、三文鱼、黑鱼、鳜鱼、鳕鱼、虾、生蚝、鲍鱼、鲫鱼、鳝鱼、鸡胸肉、鸡鸭腿肉、瘦猪牛羊肉等低脂肉类，每周吃 3—5 次水产肉。 蔬菜：芹菜、生菜、小白菜、莜麦菜、海带、冬瓜、鲜香菇、绿豆芽、空心菜、莴苣、黄瓜、豌豆苗、西兰花、西葫芦、菠菜、笋、木耳、萝卜等能量密度较低的蔬菜。每日至少有一半是深色蔬菜。 豆类及豆制品：非油炸的嫩/老豆腐、豆腐干、豆浆等。 奶蛋类：无糖酸奶、纯牛奶、脱脂奶、低脂奶、鸡蛋、鸭蛋、鹌鹑蛋等。 水果类：苹果、猕猴桃、木瓜、橙子、火龙果、梨、草莓、枇杷、山竹、桃等低糖水果。 坚果类：葵花子、核桃、杏仁、花生仁、南瓜子、榛子、开心果、松子等原味坚果。 油脂类：菜籽油、葵花子油、花生油、大豆油、橄榄油、紫苏油等植物油，各种油脂可经常换着食用，营养更均衡
其他注意事项	每日饮水量 1500ml 以上，包括汤汁、茶水等含水量大的饮品，若运动量大、出汗多可根据个人需求增加。 尽量低脂低盐低糖，尽量不饮酒。 每日食材 12 种以上，每周 25 种及以上，营养更均衡。 减脂期要严格控制总能量摄入，但是不能过度较长时期节食，坚持健康减脂才容易减脂成功

③ 有肠胃病、无需减重及增重者，身体整体情况良好，核心是调理肠道健康，避免消化不良及产生胀气、恶心等症状。

早餐 7：00—9：00	1—1.5 易消化的主食 + 鸡蛋 1 个 + 豆浆 250ml 或牛奶 250ml + 0.5—1 拳蔬菜
AM 加餐 10：00—10：30	1 拳头水果
午餐 11：30—13：00	1—1.5 易消化的主食 + 1 手掌心易消化肉类 + 1.5—2 拳蔬菜
PM 加餐 15：30—16：00	10—15g 坚果
晚餐 17：00—19：30	1 拳易消化主食 + 1 手掌心易消化肉类 + 1—1.5 拳蔬菜
食材选择	主食：大米、小米、山药、各种面食，后续根据肠胃情况加入一定比例杂粮。 肉类：多选择鱼虾肉、畜禽肉。 蔬菜：各类蔬菜均可，注意低脂烹饪，优先选择爆炒、白灼的烹饪方式。注意把土豆、老南瓜、莲藕、山药等富含淀粉的蔬菜当作主食来摄入。每日至少一半是深色蔬菜。 豆类及豆制品：非油炸的嫩/老豆腐、豆腐干、豆浆等。 奶蛋类：酸奶、纯牛奶、脱脂奶、低脂奶、鸡蛋、鸭蛋、鹌鹑蛋等。 水果类：苹果、猕猴桃、木瓜、橙子、火龙果、梨、草莓、枇杷、山竹、桃等水果，注意每日水果摄入量限量在 200—350g，勿贪多。 坚果类：葵花子、核桃、杏仁、花生仁、南瓜子、榛子、开心果、松子等坚果，原味坚果更健康。 油脂类：菜籽油、葵花子油、花生油、大豆油、橄榄油、紫苏油等植物油，各种油脂可经常换着食用，营养更均衡
其他注意事项	每日饮水量 1500—1700ml，包括汤汁、茶水等含水量大的饮品，若运动量大、出汗多可根据个人需求增加。 烹饪方法尽量选择爆炒、蒸煮的方式，少吃油炸、烧烤、熏制类。 尽量低脂低盐低糖，少饮酒。 每日食材 12 种以上，每周 25 种及以上，营养更均衡。 若以上饮食体重减少或增加，则应适当整体增减各类食物的摄入量

三、烹饪方法优劣势分析

不健康的烹饪方法不仅会损失营养素，而且会给身体带来隐藏的健康风险。了解不同烹饪方式的优劣，有助于我们采取相对更健康的烹饪方法。

（一）油炸

1. 优点

油炸食物的最大优点是香口好吃，备受人喜欢。有的食材用此方法烹饪非常简单便捷。

2. 缺点

① 油炸食物的脂肪和能量水平往往非常高，不利于体重控制。

② 油炸高温会使大量维生素被破坏。

③ 油炸容易产生反式脂肪酸和一级致癌物苯并芘，非常不利于健康。

3. 指导建议

尽可能少吃油炸食物，尤其是肥胖者、高血脂、脂肪肝、高血压、多囊卵巢综合征等需要控制油脂的人群，应尽量规避这种烹调方式。

（二）烧烤

1. 优点

同油炸，能带来味蕾和心理上的满足。

2. 缺点

容易产生致癌物，口味重，不利于健康。

3. 指导建议

① 避免直接将食物暴露在明火或烧烤架上，最好使用锡纸或其他容器包裹烤制。

② 切成小块的食材可以减少外部加热时间且温度不过高，定期翻面、关注火候，以避免烧焦和熏制时间过长。

③ 使用适量的调味品，避免口味过咸。

④ 有研究表明，如果烧烤中落下的油脂能够及时清除，油烟也能够减少，这样致癌物质也能减少41%—89%。

（三）快炒

1. 优点

能够比较好地控制烹调温度、时间，既能确保食物熟透，又不会使烹调油过氧化，且烹饪速度快，菜品口感好，符合绝大多数用户的饮食习惯。

2. 缺点

① 烹饪时间过短容易造成食品安全问题，时间过长食材营养物质流失较大。

② 容易食用较多油脂。

③ 需要较高的烹饪技能。

3. 指导建议

① 建议采用无油烟不粘锅，使用较少的油脂即可顺利完成很多菜品，相对传统的铁锅更健康。

② 不能等油冒烟再开始炒，避免过高温度。最佳烹调温度应控制在200℃以下，油微微冒泡就可以了。此时温度既可以保证充分加热后的食材安全，又不至于使得烹调油大量过氧化产生致癌物质。

③ 现在抖音、小红书、下厨房等烹饪 App 上均有很多烹饪方法，注意选择低脂的做法不仅可以满足美味需求，而且可以满足健康需求。

（四）水煮

1. 优点

① 水煮最好控制各种调料的摄入。

② 水温最高只能达到100℃，不会产生有害物质，且足以保证食物的安全性。

③ 水煮的方式不仅烹饪速度快，营养价值高，轻松做到低脂低盐，而且口感非常好。比如广东流行的白灼蔬菜、白灼虾、白灼花螺、各种烫菜等。

2. 缺点

口味清淡，对于习惯了重口味的人们来说，难以接受这种烹饪方式。

3. 指导建议

① 综合来说，水煮也是一种比较健康的烹饪方式，值得追求健康的人们经常使用。

② 掌握好水煮的技巧，合理地进行荤素、主食的搭配，让水煮可以经常替代一些烹饪方式，更健康。比如：各种叶菜建议优先考虑水煮的方式，水热后加入 1 小勺植物油，可以很好地护色，让叶菜色泽亮丽，口感脆嫩。水煮蔬菜时尽量比较大块，能够更好保留水溶性维生素。比如当一个人吃饭时，30g 杂粮面 + 70 至 100g 瘦肉片 + 250g 海带丝、娃娃菜、平菇，一起水煮加适当调料，就是一份非常完美的午餐或者晚餐搭配。

③ 注意水煮的方式并不是不要摄入油脂，而是控制油脂，按照中国居民膳食指南推荐植物油 25—30g／日。

（五）蒸

1. 优点

① 同水煮一样，温度可控制，远低于油炸的温度，且能够满足食物的杀菌要求，食物中营养可以相对较好保留。

② 蒸菜时一般不加或者很少加入油脂，可以有效控制油脂的摄入。

2. 缺点

对于有些食材来说比较费时间，蒸菜的习俗比较多使用大量米粉或其他淀粉，容易导致碳水摄入超标。

3. 指导建议

如果能够选择合适的低脂肉类，控制蒸煮时间，也是一种非常健康的烹饪方式，特别推荐给需要低脂低盐的人群。

（六）干焖（焗）

1. 优点

① 同水煮一样，温度可控制，远低于油炸的温度，且能够满足食物的杀菌要求，食物中营养可以相对较好保留。

② 干焖时一般不加或者加入少量的油、盐，待食材熟了后配上健康的

蘸料即可做出美味的食物，如干焖各种海鲜。

③ 烹饪时间一般很快。

2. 缺点

适合干焖的菜品不多。

3. 建议

选择一口质量不错的砂锅或者珐琅锅，对于各种适合干焖的食材，可以经常选择这种方式。

（七）凉拌

1. 优点

① 油盐等各种佐料较好控制，轻松做到低脂低盐，特别适合需要控制体重、油脂和盐分摄入的人群。

② 很多凉拌菜口感非常好，很多人可以常吃不腻。

③ 烹饪方式简单便捷。

2. 缺点

① 容易操作不当或存储不当，导致微生物超标，带来食品安全隐患。

② 当天气寒冷时或南方湿冷的环境下，不适宜选择。

③ 体质弱、肠胃功能较弱、容易痛经、畏寒者不宜选择。

3. 建议

根据天气和自身体质情况适当选择。

综合而言，烹调方式没有绝对的不可取，只要是总体控制了油、盐、反式脂肪、亚硝酸盐、嘌呤等不健康成分的摄入量，均值得在满足口感、食物安全性的基础上选择。

四、食品标签解读技巧

通过食品标签，结合用户的疾病、症状、用药、需求，可以判断该食物是否可推荐,一次或每日摄入多少量合适。

下面,我们以特别常见的减脂人群为例,来教大家了解食谱标签解读技巧。希望大家可以举一反三,可以在遇到其他人群时根据其饮食特点进行个性化指导。

(一)看食品名称知食物类别

通过食品名称,基本可以将该食物进行初步归类。常见的食物种类:主食类、油脂类、蛋白质类、饮料类、坚果类、蔬菜水果类、调料类、营养补充剂类、调养类等。比如:

① 即食鸡胸肉属于蛋白质类。

② 欧包是主食类。

③ 花茶是饮料类。

④ 辣椒酱是调料类。

⑤ 多种维生素矿物质、xDHA、深海鱼油、钙产品等属于营养补充剂。

⑥ 阿胶糕、静心口服液、气血膏等属于调养类。

即食鸡胸肉

净含量:100g/袋 保质期:180天

配料表

鸡胸肉、食用水、食用盐、香辛料、食品添加剂(复配水分保持剂(三聚磷酸钠、焦磷酸钠)、D-异抗坏血酸钠)、酿造食醋

营养成分表

项目	每100g	NRV%
能量	601kJ	7%
蛋白质	31.1g	52%
脂肪	0.8g	1%
碳水化合物	2.5g	1%
钠	125mg	6%

（二）看配料表

配料表要求按含量递减次序写，越是排前的成分含量越高。同时看配料表可以帮我们进一步确认看到的食品名称和实际是不是一回事。

产品类别：肉灌肠类
配料：鸡肉、水、淀粉、液体浓缩大豆蛋白水、大豆浓缩蛋白、大豆蛋白、植物油、食品添加剂(乳酸钠、卡拉胶、三聚磷酸钠、食品用香精、山梨酸钾、D-异抗坏血酸钠、瓜尔胶、乳酸链球菌素、亚硝酸钠)、麦芽糖、白砂糖、食用盐、香辛料、味精
产品标准号：SB/T 10279 质量等级：普通级

例如：有一食品名称为肉灌肠，从名称看它属于蛋白质类，可以直接替代日常肉类。但配料中前三位分别是鸡肉、水、淀粉。由此可以看出该食品并非纯蛋白质类食物，所以在补充优质蛋白质的同时，还会连带摄入多余的淀粉。所以该食品不是健康的食品，也不适宜减脂人群食用。

看配料表时要注意的是：配料表有以下三类成分且日常需要摄入量比较多的食物，比如每日摄入量超过 10g，不是当做营养补充调养类、调味料的产品，想要更健康饮食或需减脂的人群最好不选择，严格点就不选择了。反之，如果含有这些成分，且是主要成分，但是每日摄入量非常少的，比如深海鱼油、维生素 C、益生菌粉等，那就没问题。

第一类：油脂类食品原料，如植物油/黄油/人造黄油/人造奶油，配料中排在配料的前三，说明这个食物中的油脂含量非常高，如果该食品摄入量较大，最好不推荐食用。

第二类：糖类食品原料，这类成分国家标准是没有限量的，不属于食品添加剂范畴，如白糖、砂糖、蔗糖、糖霜、葡萄糖、玉米糖浆、麦芽糖、乳糖等。这些成分在体内直接或者快速变成葡萄糖被吸收，对于非常超重人群而言极不利于控制体重，如果食品中含有这些配料，减脂期能不吃就不吃。

第三类：淀粉类食品原料，这类成分国家标准也是没有限量的，不属于食品添加剂范畴，如小麦粉、小麦淀粉、土豆淀粉、玉米淀粉、红薯粉、糊精、麦芽糊精淀粉等。这些淀粉类物质在体内都会较快转化成葡萄糖被吸收，如果摄入量较多，也是造成超重肥胖的罪魁祸首之一，所以建议能少吃就少吃。

此外，这里还有三点经验：

① 淀粉类原料在配料表前三，基本上这食物可以算作主食类，建议作为主食类食用；如果是蛋白质与淀粉类混合型食品，减脂期可不推荐。

② 淀粉类原料比较靠后时，大多是作为辅料，如果原料前三是蛋白质类的，那可以当做蛋白质食物。但是蛋白质食物里加了淀粉，减脂期最好是不推荐。

③ 如果原料前几个有水分、一些成分提取物等，那多半就是饮料类。饮料喝得多能量就会比较高，如果每天摄入能量有 100kcal 以上，那就不推荐。饮料喝得非常少，每日也就几十千卡，也可以考虑试一试。

（三）看营养成分表

想要选择健康的、适宜减脂人群食用的产品，那么主要遵循"低能量、高蛋白质、低脂肪、低碳水、低钠"的原则去选择。为了便于大家理解，以下总结一些常用的经验：

需要掌握一个能量的换算公式：$1kcal \approx 4.2kJ$（日常为了快速计算，按 $1kcal \approx 4kJ$）。

营养成分表上，都会标着 100g 能量是多少 kJ，或者一份是多少 kJ，看到此数据时第一时间需要换算为 kcal。

比如：这个鸡胸肉每 100g 能量为 601kJ，换算成 kcal 是：601（kJ）÷4≈150kcal。

下面给大家举例如何综合这三点信息来判断：

① 食物是否健康？是否适宜减脂人群选择？

② 能当做哪类食物吃？

③ 大概能吃多少量？

1. 主食类

对于主食类的食物，我们可以用1小碗米饭（2两＝100g）能量约116kcal作为参照。

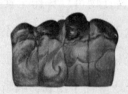

某品牌面包示范

配料表：小麦粉、白砂糖、食用植物油鸡蛋、饮用水、黄油、肉松、食用盐食品添加剂（酵母、山梨糖醇、脱氢乙酸钠）

产品标准号：GB/T20981（烘烤类糕点、面包类）

保质期：7天

营养成分表

项目	每100克(g)	NRV%
能量	1374千焦(kj)	16%
蛋白质	8克(g)	13%
脂肪	3克(g)	5%
碳水化合物	67克(g)	23%
钠	215毫克(mg)	11%

根据"一看食品名称，二看配料表，三看营养成分表"的逻辑分析上图。

① 根据食品名称，面包归到主食类。

② 根据配料表可知，第二位白砂糖，排位较前，面包的含糖量较高且有黄油、肉松，从健康出发也不是健康成人的首选主食，如果是减脂期人群，则建议避开。

③ 假设抛开配料表，根据公式换算可得每100g面包含有：1374（kJ）÷4≈343kcal。如果替代1小碗米饭（100g，116kcal）时，那对应可以吃多少面包呢？

计算方法如下：

每克面包有多少千卡：343÷100＝3.43kcal。

折算 1 小碗米饭同等能量（116kcal）的分量：$116 \div 3.43 \approx 34$（g）。

所以，如果直接替代 1 小碗米饭，对应可以选择 34g 左右的面包来替代。

有的食品标签是按一小份标注营养成分表，那可以直接用份数来对比是否适宜直接替代日常食物。

2. 蛋白质类

蛋白质类食物最常见的就是奶制品、豆制品、肉类，像牛奶、酸奶、即食鸡胸肉，即食牛肉、冰鲜的半成品鱼肉、虾肉、牛肉、牛排等。

（1）即食鸡胸肉

即食鸡胸肉

净含量: 100g/袋　　　　　　　保质期: 180天

配料表

鸡胸肉、食用水、食用盐、香辛料、食品添加剂（复配水分保持剂(三聚磷酸钠、焦磷酸钠)、D-异抗坏血酸钠）、酿造食醋

营养成分表

项目	每100g	NRV%
能量	601kJ	7%
蛋白质	31.1g	52%
脂肪	0.8g	1%
碳水化合物	2.5g	1%
钠	125mg	6%

① 看名称：即食鸡胸肉，属于蛋白质食物类。

② 看配料表：鸡胸肉，食用水，还有适量帮助保存和调味的添加剂，基本符合选择规范。

③ 看营养成分表（肉类可以用熟的牛肉作为参照物）：

例如，一般一份 100g 的清炒牛肉能量约 130kcal。

同样，包装的肉类和清炒的牛肉热量差距不超过 50kcal，即可选择。然后再看脂肪、碳水、钠含量都是比较低的，蛋白质含量比较高，适合减脂期

间食用。

（2）奶制品、豆制品

牛奶可参考下图的配料表、营养成分表。选择生牛乳排名第一，低能量、高蛋白质、低脂肪、低碳水即可。

规　格	250mLx24
保 质 期	常温密闭条件下6个月
配　料	生牛乳

营养成分表

项目	每100mL	NRV%
能量	154kJ	2%
蛋白质	3.2g	5%
脂肪	0g	0%
碳水化合物	5.0g	2%
钠	53mg	3%
钙	100mg	13%

酸奶、豆制品可以参考下图。配料表无添加糖或添加适量代糖（木糖醇、赤藓糖醇、乳糖醇等），营养成分低能量、高蛋白质、低脂肪、低碳水即可。

配料表	营养成分表		
	项目	每100g	NRV%
生牛乳（≥99%）乳酸乳球菌乳脂亚种乳酸乳球菌乳酸亚种嗜热链球菌	能量	328kJ	4%
	蛋白质	4.0g	7%
	脂肪	4.6g	8%
	碳水化合物	5.3g	2%
	钠	60mg	3%
	钙	114mg	14%

3. 饮料类

例如，果汁、气泡水、苏打水等，一般饮料就算是零蔗糖的，也还建议多喝。

① 看配料表：无添加糖或添加适量代糖（木糖醇、赤藓糖醇、乳糖醇、三氯蔗糖等）。

② 看营养成分表：对于饮料，最好是选择零糖零脂。

【配 料 表】：天然水、木糖醇、碳酸氢钠、食用香精

营养成分表

项目	每100毫升(ml)	NRV%
能量	0千焦(kJ)	0%
蛋白质	0克(g)	0%
脂肪	0克(g)	0%
碳水化合物	0克(g)	0%
--糖	0克(g)	
钠	0毫克(mg)	0%

这一类的不建议选择，配料表排名较前的主要都是添加糖（白砂糖、果葡糖浆），碳水很高，不利于减脂。

商品名称： **商品规格：**
330mL*12

商品配料：
水、白砂糖、果葡糖浆、金桔原汁（添加量5g/L）、柠檬浓缩汁（添加量2g/L）、橙浓缩汁（添加量1.5g/L）、食用盐、食品添加剂（柠檬酸、柠檬酸钠、D-异抗坏血酸钠、维生素C、羧甲基纤维素钠、β-胡萝卜素）、食用香精

4. 坚果类

坚果类包装食品主要是看配料表，一般我们推荐原味坚果，所以只看配料表中有坚果名称，没有添加调味剂即可。

例如，以下配料表只有各种坚果的名称，是可以选择的，去掉一些果干即可。

净含量: 750g

配料：扁桃仁26%、腰果20%、核桃仁18%、蔓越莓干14%、蓝莓干12%、榛子仁10%
过敏源提示：此产品含坚果及其果仁类制品
产地：山东省青岛市　　生产日期：见盒装背面
保质期：12个月　　　　贮存条件：请置于阴凉干燥处
食用方法：开袋即食

营养成分表

项目	每份(25g)	NRV%
能量	527kJ	6%
蛋白质	3.2g	5%
脂肪	10.6g	18%
碳水化合物	4.7g	2%
钠	11mg	1%

5. 蔬菜水果类

一般包装食品的蔬菜水果有蔬果干、水果罐头等。

蔬果干因为缺乏水分，吃的时候缺乏饱腹感，容易吃过量，加上缺乏一些维生素 C，没有新鲜的蔬果好，最好是不选择的。

水果罐头看配料表即可，大部分是有添加白砂糖类的，不建议选择。

6. 调料类

调料类多数是辣椒酱、蒜蓉酱、沙拉酱、沙茶酱、番茄酱等。

普通的酱料都不选择，如果选择减脂专用的低脂零糖或者零脂低糖，看一下配料表的成分表，没有添加糖、脂肪比较低的，可以偶尔吃，不过要注意摄入量，一次不要吃太多，基本一小勺就可以。

7. 营养补充剂类

维生素、矿物质等补充剂，一般是片剂、胶囊、小糖丸等比较小剂型的产品，基本是可以正常吃的，因为这类营养物质本身不含热量，即使制作时添加糖分量也非常少，当然最好是选择无糖（指的是添加的糖不会代谢成葡萄糖被吸收）的更有利于减脂，也更健康。

五、饮食点评技巧

这部分我们总结了实际工作中常用的技巧及话术，也以最常见的减脂人群为例供大家参考，希望大家能举一反三。

（一）食材分量点评要点

① 这部分核心参考食物分量估计、用户的个性化食谱来进行评估。

② 点评分量时避免使用某菜要多吃点、某菜要少吃点等说法。这会让用户很难执行，也无法做到与食谱吻合。

③ 点评分量常用方法：某菜可以吃多少。具体多少可以灵活进行形容，如：

鸡肉去皮吃七八块。

虾吃 10—12 只。

牛肉吃 4 片，鱼 2 块 ，虾 5 只。

肉类合计吃大半拳头/1 手掌心/1 手掌。

蔬菜吃这盘的 1/2。

米饭吃这一碗的 2/3。

④ 若某种类食物的分量此餐偏少，应指出下一餐摄入多少比较合适，给用户明确的方向。

⑤ 点评时要经常关注用户是否有过饱或吃不饱的情况，尤其是新用户，让用户在针对自己的食谱的指导下，尽量健康且舒服地饮食。

（二）菜品点评方向和话术参考

1. *汤类*

例：客户食物照片为汤类，包括老火靓汤、浓汤、生滚汤等。

指导：不建议喝浓汤和老火靓汤，但是可以适当喝点生滚汤（蛋花汤、紫菜汤、蔬菜汤、豆腐汤等）。

原因：浓汤和老火靓汤的油脂、盐分非常容易超标，不利于体重下降。

2. 芡汁类（俗称勾芡）

例：水煮牛肉、炒花甲等加了生粉芡汁的菜式，外面买的丸子类多加入了很多淀粉。

指导：

① 尽量不选择，换其他肉蛋类食物

② 如没有其他选择，建议将食物用白开水过一下再食用

原因：芡汁类用植物淀粉作为调料，导致肉类外表含碳水化合物过高，影响脂肪分解。

3. 烘烤、油炸类

例：用户食物照片为炸鱼、炸鸡等油炸类食物。

指导：

① 尽量不选择，换其他蛋白质类食物

② 如没有其他选择，一定要求客户去掉肉类表层，把油炸表层去掉，再进行食用。

原因：油炸食物属高脂肪食物，脂肪摄入过高影响减重，而且油炸和烘烤肉类食物含有较高的苯并芘，属一级致癌物。

4. 糖醋类

例：用户食物照片是糖醋排骨、糖醋鱼等菜式。

指导：不建议吃糖醋类食物，如果还有其他食物，建议更换其他的肉类食物。

原因：糖醋类烹调加糖和淀粉，在减重中尽量避免，摄入过量极易造成体重增加。

5. 腌制类

例：用户食物照片为腊肠、腊肉、烟熏肉、酱牛肉等菜式。

指导：不建议食用，建议用其他肉蛋奶类替代。

原因：腌制类食物蛋白含量低，经过熏制的食物含有较高的亚硝酸盐，

属致癌物质之一，容易引起胃肠癌，另外盐分较多，极易引起水钠潴留，造成水肿，属于绝对禁止食物。

6. 沙拉类

例：用户食物照片为蔬菜沙拉、水果沙拉。

指导：沙拉蔬菜可以选择，但沙拉不能放调料，如沙拉酱、番茄酱、千岛酱等，调料选择生抽、醋、新鲜辣椒、生姜大蒜类。

原因：沙拉酱等含脂肪、糖比较高，会影响减重。

第三章　常见体检要点及报告解读

工作经验告诉我们，我们对医学知识了解越多，给用户提供的服务越有价值。

比如，了解检查前注意要点及检查报告上常见指标异常代表的含义，我们可以提醒用户相关注意事项，正确看待一些检查项目和检查结果，及时、有目的地咨询医生，更好地配合医生治疗，让身体更好地康复。

在此申明，我们并没有涉医。本章节的内容主要是参考健康管理书籍、医学工具书及日常用户或自身体检总结的经验，仅给没有相关经验者参考，具体应遵循医嘱。

一、血常规检查

（一）检查前注意事项

① 确认是否需要空腹：一般血常规检查不需空腹，但是具体还是要先和医生确认后再做决定。

② 提前告知医生自己的用药情况：若正在服用药物（包括处方药和非处方药），应该在抽血前告诉医生。因为某些药物可能会影响血液测试的结果。

③ 避免过度运动：在抽血之前的 24h 内，应避免过度的运动，因为它可能会影响某些血液检查的结果。

④ 注意休息：确保在抽血前有足够的休息，疲劳和应激可能影响血液测试的结果。

（二）检查结果常见异常指标含义

① 红细胞计数（RBC）过高：可能意味着缺氧、肺疾病、骨髓增生异常等。

② 血红蛋白含量（Hb）过低：可能表示贫血、失血、营养不良等。

③ 红细胞比容（Hct）过高：可能表示缺氧、肝病、肾病等。

④ 白细胞计数（WBC）过高：可能表示感染、炎症、白血病等。

⑤ 中性粒细胞计数（NEUT）过高：可能表示感染、炎症、心肌梗死等。

⑥ 淋巴细胞计数（LYMPH）过低：可能表示免疫系统问题、炎症等。

⑦ 血小板计数（PLT）过低：可能表示出血倾向、自身免疫性疾病等。

注意：单一指标的异常并不能得出确切的诊断，还需要结合临床表现和其他相关检查结果进一步评估和分析。所以检查结果出来后一定要咨询医生，不必为一些指标的异常惊慌。

二、尿常规检查

（一）检查前注意事项

① 应尽量采用新鲜晨尿，因为晨尿浓度最高，更容易检查到可能存在的问题。

② 最好留取中段尿，因为尿液的中段部分最能准确反映身体的状态。

③ 在检查前，应避免吃任何可能影响尿液颜色的食物（例如甜菜根、

黑莓等），避免饮酒，并且告知医生是否在服用任何药物，因为这些都可能影响检查结果。

（二）检查结果常见异常指标含义

1. 尿糖

尿糖增多常见于糖尿病、肾病综合征、胰腺炎、肢端肥大症等疾病。

2. 尿酮体

尿酮体阳性，常见于糖尿病酮症酸中毒、剧烈运动后、妊娠剧烈呕吐、饥饿、消化吸收障碍、脱水等。

3. 尿胆原

尿胆原增多，常见于病毒性肝炎、溶血性黄疸、心力衰竭、肠梗阻、内出血、便秘等；尿胆原减少，多见于长期应用抗生素、阻塞性黄疸等。

4. 尿比重

增高：见于急性肾炎、糖尿病、高热、呕吐、腹泻及心力衰竭等。

降低：见于慢性肾炎、慢性肾盂肾炎、急慢性肾功能衰竭、尿崩症及大量饮水等。

5. 尿蛋白

① 生理性增多：指在无病理改变的基础上，在某种生理状态下出现暂时蛋白尿增多。常见于剧烈运动后（运动性蛋白尿）、体位变化（体位性蛋白尿）、身体突然受冷暖刺激或情绪激动等。这些情况下，肾小球内皮细胞收缩或充血，使肾小球通透性增高，生理性蛋白定量测定值可能过高。

② 病理性增多：病理性蛋白尿，临床常见病有急性肾小球肾炎、肾病综合征、肾盂肾炎、慢性肾炎、高血压肾病、苯中毒等。

6. 尿红细胞

阳性：见于泌尿系统结石、感染、蚕豆病、疟疾、伤寒、大面积烧伤并发血红蛋白尿，砷、苯、铅中毒及毒蛇咬伤所引起的血红蛋白尿。

7. 尿白细胞

阳性：常见于细菌性炎症，如急性肾盂肾炎等。

非细菌性炎症，如急性肾小球肾炎有时也可出现白细胞增多。

8. 尿液酸碱度

尿液 pH 大于正常值，多见于碱中毒、膀胱炎或服用碳酸氢钠等碱性药物等。

尿液 pH 小于正常值，常见于酸中毒、糖尿病、痛风、服用酸性药物。

9. 尿胆红素

阳性：常见于肝实质性或阻塞性黄疸病。

10. 尿亚硝酸盐

阳性：常见于膀胱炎、肾盂肾炎等。

三、粪便检查

（一）检查前注意事项

① 一般检查前 2—3 天禁食动物血、肝脏及含铁的食物和药物，如菠菜、铁剂等。最好提前咨询医生，避免粪检样品不合格。

② 取适量大便于干燥的防水容器内，切勿混入尿液或其他杂物。

③ 送检标本力求新鲜，粪便中黏液或脓血应首先挑取送检。

（二）检查结果常见异常指标含义

1. 物理学检查

① 颜色：正常的大便颜色呈淡黄色，如果大便颜色异常，可能提示某种疾病。

大便颜色异常原因

异常颜色	原因分析
陶土色	多见于胆道阻塞，同时见便中有大量脂肪
黑色	柏油样的油黑色可能提示上消化道出血；呈深浅不等无光泽的炭样黑色，多是由于服用炭剂、铋剂
绿色	多由于肠道蠕动过速，肠道内胆红素转变成胆绿素；食用大量绿色蔬菜未消化时大便可呈菜绿色
红色	可能提示消化道出血，尤其结肠、直肠或肛门出现疾病

② 性状：大便以"成形、柱状、软"的性状为正常。

大便性状异常原因

异常性状	原因分析
液状便	见于食物中毒性腹泻及其他急性肠炎
淘米水样便	见于霍乱
脓血便	见于细菌性痢疾
血样便	见于下消化道出血
油花便	见于脂肪类进食过多，未被完全消化
柏油样便	见于上消化道出血
黏冻便	见于慢性结肠炎或慢性菌痢
黏液便	见于急性肠炎、慢性结肠炎等

③ 不消化物：一次性摄入食物过多或消化不良、肠道切除者，可在大便中肉眼观察到未消化物。

2. 显微镜检查

细胞：若化验发现大量红细胞，可能提示下消化道出血；少量红细胞、大量白细胞或脓球见于细菌性痢疾；大量上皮细胞见于慢性结肠炎。

3. 寄生虫

显微镜下观察到虫卵及成虫，证明存在寄生虫感染。

4. 潜血试验

① 消化道癌症早期，20% 的患者可出现潜血试验阳性，晚期病人的潜

血阳性率可达到 90% 以上，并且可呈持续性阳性，因此粪便潜血检查可作为消化道肿瘤筛选的首选指标。

② 消化道出血、消化道溃疡病人粪便潜血试验多为阳性，或呈现间断性阳性。

③ 可导致粪便中出现较多红细胞的疾病，如痢疾、直肠息肉、痔疮出血等也会导致潜血试验阳性反应。

四、肝功能检查

（一）检查前注意事项

① 空腹检查，肝功能检查需要空腹 8—12h，前一天晚上 9 点后可以少量饮水，不要进食。

② 饮食注意：在进行肝功能检查之前 2—3 天，应该避免或限制高脂、高糖、高蛋白等容易对肝脏产生负担的食物和饮料的摄入。

③ 停药注意：一些药物可能会干扰肝功能检查结果，若正在服用一些药物，最好先咨询医生。

④ 注意休息：为避免因过度劳累而影响肝功能检查结果，在检查前保持充足的睡眠和适当的休息。

⑤ 检查前确认病情：若已被确诊一些疾病，提前告知医生。

（二）检查结果常见异常指标含义

1. 转氨酶

升高：肝功能异常。

引起转氨酶升高的原因：

① 大量饮酒、油腻饮食、熬夜、感冒等都会使转氨酶升高。

② 病毒性肝炎，如急性/慢性肝炎，包括甲肝、乙肝、丙肝、戊肝等。

③ 脂肪性肝炎。

④ 药物性肝损伤，包括中草药、调脂药、抗菌药类、抗结核药物等会导致转氨酶升高，但药物性肝损伤多是急性的肝损害，停药后转氨酶大多能够恢复正常。

⑤ 一些比较少见的疾病如自身免疫性肝病，也有可能引起转氨酶升高，需进一步仔细检查。

⑥ 肝硬化或肝癌患者的转氨酶也会出现升高。

⑦ 某些全身疾病，如重症感染、心衰、休克、急性胰腺炎等，也会造成肝脏的损伤，可能引起转氨酶升高。

2. 总蛋白

升高：常见于高度脱水、休克、慢性肾上腺皮质机能减退等造成的血液浓度升高。

降低：常见于营养不良和消耗增加（如严重结核病、甲亢、恶性肿瘤及慢性肠道疾病等）、合成障碍（如肝硬化）、蛋白丢失（如肾病综合征、溃疡性结肠炎、烧伤等）。

3. 白蛋白

升高：偶见于脱水所致的血液浓缩。

降低：与总蛋白降低原因大致相同。

4. 球蛋白

增高：慢性肝脏疾病（肝硬化、慢性肝炎）、慢性感染性疾病（亚急性细菌性心内膜炎、血吸虫病、疟疾、结核病等）、自身免疫性疾病（红斑狼疮、风湿及类风湿性关节炎、硬皮病等）、恶性疾病（多发性骨髓瘤、原发性巨球蛋白血症、淋巴瘤等）。

降低：先天性或后天获得性免疫缺陷、长期使用肾上腺皮质类固醇制剂

（免疫抑制剂）。

5. 总胆红素、直接胆红素、间接胆红素

胆红素总量与间接胆红素增高：溶血性贫血、血型不合、恶性疾病、新生儿黄疸等。

胆红素总量、直接胆红素与间接胆红素均增高：急性黄疸型肝炎、慢性活动性肝炎、肝硬化、中毒性肝炎等。

胆红素总量、直接胆红素增高：肝内及肝外阻塞性黄疸、胰头癌、毛细胆管型肝炎及其他胆汁瘀滞综合征等。

6. 碱性磷酸酶

病理性升高：骨骼疾病如佝偻病、软骨病、骨恶性肿瘤、恶性肿瘤骨转移等；肝胆疾病如肝外胆道阻塞、肝癌、肝硬化、毛细胆管性肝炎等；其他疾病如甲状旁腺机能亢进。

病理性降低：见于重症慢性肾炎、儿童甲状腺机能不全、贫血等。

7. 谷氨酰转肽酶

增高：提示肝内胆汁瘀滞，但不同肝胆疾病升高幅度与其他血清酶活性相对特征不同，临床常将这些变化作为肝胆疾病的诊断参考。酒精性肝炎和阻塞性黄疸患者的 GGT 明显升高。

五、肾功能检查

（一）检查前注意事项

① 空腹检查：检查前一天晚 8 点后不再进食。

② 控制饮食：检查前几天避免进食含嘌呤较多的食物，如动物肝脏、啤酒、火锅等。

③ 取 24 小时尿液：除了抽血还会留取 24h 尿液，一般选测晨尿。

（二）检查结果常见异常指标含义

1. 血尿素氮

升高：

肾前性增高：脱水、失血、各种原因导致的休克、严重心力衰竭。

肾性增高：肾炎、肾小动脉硬化症、肾结核、多囊肾、肾肿瘤等。

肾后性增高：前列腺肥大、肾结石、肿瘤压迫导致尿道梗阻等。

降低：偶见于急性肝萎缩、中毒性肝炎等。

2. 血肌酐

升高：

肾小球肾炎、多囊肾、肾衰竭。

脱水、失血、心力衰竭等导致的肾脏缺血。

剧烈运动、肢端肥大症时可轻度增高。

降低：见于肌萎缩、白血病、贫血。

3. 血尿酸

升高：

原发性痛风。

间质性肾炎。

摄入过多高嘌呤食物，如啤酒、海鲜、动物内脏。

其他，如氯仿和铅中毒、多发性骨髓瘤、白血病、长期使用利尿药和抗结核药吡嗪酰胺等。

降低：多见于恶性贫血、范可尼综合征、使用阿司匹林等。

4. 视黄醇结合蛋白

升高：测定能早期发现肾小管的功能损害，并能灵敏反映肾近曲小管的损害程度。

降低：维生素 A 缺乏症、低蛋白血症、吸收不良综合征、肝疾病、阻塞性黄疸、甲亢、感染症、外伤等。

5. 胱抑素 C

升高：肾小球滤过率下降，肾功能发生损伤。

六、血糖检查

（一）检查前注意事项

① 检查空腹血糖时，清晨采血前禁食至少 8—12h。

② 抽血前一天不要吃得过于油腻，正常饮食。糖尿病患者可以正常吃药，正常饮食，不要刻意吃得过多或过少，检查前一天晚上不要吃油腻不好消化的食物。

③ 检查餐后 2h 血糖时，可按平日饮食进食，也可吃体检机构提供的标准化早餐，从进食第一口开始计时。

（二）检查结果常见异常指标含义

1. 血糖

糖代谢状态分类（世界卫生组织 1999 年）

糖代谢状态	静脉血浆葡萄糖（mmol/L）	
	空腹血糖	糖负荷 2h 血糖
正常血糖	<6.1	<7.8
空腹血糖受损	≥6.1，<7.0	<7.8
糖耐量减低	<7.0	≥7.8，<11.1
糖尿病	≥7.0	≥11.1

注：空腹血糖受损和糖耐量减低统称为糖调节受损，也称糖尿病前期；空腹血糖正常参考范围下限通常为 3.9mmol/L。

糖尿病的诊断标准

诊断标准	静脉血浆葡萄糖或 HbA_{1c}
典型糖尿病症状	
加上随机血糖	>11.1mmol/L
或加上空腹血糖	>7.0mmol/L
或加上 OGTT 2h 血糖	>11.1mmol/L
或加上 HbA_{1c}	>6.5%
无糖尿病典型症状者，需改日复查确认	

注：空腹血糖≥7.0mmol/L 和/或餐后 2h 血糖≥11.1mmol/L，且有糖尿病症状即可诊断为糖尿病。

2. 糖化血红蛋白和 C 肽

糖化血红蛋白反映 2—3 个月前体内血糖的平均水平，正常值为 4%—6%。（这个阈值可能因特定的医学指南而有所不同，具体诊断以医生的评估为准。）增高提示近 2—3 个月血糖控制不良。

C 肽释放试验可用于评价胰岛 β 细胞功能和储备功能等。

七、血脂检查

（一）检查前注意事项

① 禁食：通常在进行血脂检查前需要禁食 9—12h，只允许饮用不含糖分的清水。因为进食可能会影响脂肪水平的测量结果，特别是甘油三酯的测量结果会因饮食而产生波动。

② 避免过度运动：在进行血脂检查前 24h，应避免剧烈运动，因为剧烈运动可能会影响胆固醇和其他脂肪的水平。

③ 通知医生你的用药情况：一些药物可能会影响血脂的测量结果，包括避孕药、皮质类固醇、β 阻滞剂等。如果正在服用这些药物，应该在检查前告诉医生。

④ 避免饮酒：应该在测试前避免饮酒，因为酒精可以影响甘油三酯的水平。

（二）检查结果常见异常指标含义

1. 总胆固醇（TC）

升高：

动脉粥样硬化所致的心、脑血管疾病。

各种高脂蛋白血症、胆汁淤积性黄疸、甲状腺功能减退症、类脂性肾病、肾病综合征、糖尿病等。

长期吸烟、饮酒、精神紧张和血液浓缩等。

应用某些药物，如环孢素、糖皮质激素、阿司匹林、口服避孕药、β 肾上腺素受体阻断药等。

降低：

甲状腺功能亢进症。

严重的肝脏疾病，如肝硬化和急性重型肝炎。

贫血、营养不良和恶性肿瘤等。

应用某些药物，如雌激素、甲状腺激素等。

2. 甘油三酯（TG）

升高：

冠心病。

原发性高脂血症、动脉粥样硬化症、肥胖症、糖尿病、痛风、甲状旁腺功能减退症、肾病综合征、高脂饮食和胆汁淤积性黄疸等。

降低：

低 β-脂蛋白血症和无 β-脂蛋白血症。

严重的肝脏疾病、吸收不良、甲状腺功能亢进症、肾上腺皮质功能减退症等。

3. 高密度脂蛋白（HDL）

升高：HDL 与 TG 呈负相关，同时也与冠心病的发病呈负相关。低 HDL 水平的个体更容易患上冠心病，而高 HDL 水平的个体冠心病风险则较低。因此，HDL 可以用于评估冠心病的风险。另外，绝经前的女性 HDL 水平较高，其冠心病患病率相对较低。此外，HDL 增高还可在慢性肝炎、原发性胆汁性肝硬化等情况下观察到。

降低：常见的情况包括动脉粥样硬化、急性感染、糖尿病、肾病综合征，以及使用雄激素、β 受体阻滞剂和孕酮等药物。

4. 低密度脂蛋白（LDL）

升高：

判断发生冠心病的危险性：LDL 是动脉粥样硬化的危险因子，LDL 水平增高与冠心病发病呈正相关。

其他：遗传性高脂蛋白血症、甲状腺功能减退症、肾病综合征、胆汁淤积性黄疸、肥胖症以及应用雄激素、β 受体阻滞剂、糖皮质激素等 LDL 也升高。

降低：常见于无 β-脂蛋白血症、甲状腺功能亢进症、吸收不良、肝硬化以及低脂饮食和运动等。

八、无痛胃镜检查

（一）检查前注意事项

① 确认医疗史：在接受无痛胃镜检查前，一定要告知医生你的详细病史和过敏情况，包括药物过敏、麻醉剂过敏、心脏病、肺病、出血倾向等，以便医生能够评估你的适宜性和制定适当的措施。

② 饮食控制：在接受无痛胃镜检查前，通常需要空腹 8h，这期间不能

进食或饮水，具体要求可能因医生或医院而异。一定要遵循医生给出的饮食控制指示，以确保检查结果的准确性和安全性。

③ 药物管理：告知医生你目前正在使用的药物，包括处方药、非处方药和补充剂。有些药物可能需要在检查前暂停使用，特别是抗凝剂、非甾体消炎药和血糖调节药物等。医生会指导在检查前是否需要暂停某些药物或调整剂量。

④ 心理准备：无痛胃镜检查可能会引起一些焦虑和紧张情绪，特别是对于首次接受此类检查的人。尽量保持冷静，了解检查过程和预期结果，与医生讨论任何疑虑或担忧。

⑤ 安排陪同人员：由于无痛胃镜检查需要使用麻醉药物，检查后仍然会昏昏欲睡，医院会要求检查当天有家人或朋友陪同。所以需要提前安排好陪同人员。

特别说明：以上几点为常规建议。检查前，医生通常会提供一份书面的检查准备指南，一定要认真查看并遵循，并在有需要时向医生或医院咨询。

（二）检查后注意事项

① 饮食：在无痛胃镜后的几小时内，避免进食或饮水，以免引起恶心或呕吐。医生会根据具体情况告知何时可以开始饮食。

② 活动：术后的病人可能会感到疲倦或头晕，因此应该避免驾驶机动车辆或从事需要高度注意力的活动。在当天，最好有人陪同回家。

③ 饮食调整：胃镜可能导致胃黏膜受到轻微刺激，因此建议在术后的一到两天内避免进食刺激性食物，如辛辣食物、酸性食物和咖啡等。

④ 药物使用：如果在检查前使用了镇静剂，术后可能会感到疲劳或嗜睡。在医生的指导下，可以根据需要继续服用或停止使用药物。

⑤ 注意观察：术后的一段时间内，应密切关注自己的身体状况。如果出现异常情况，如持续的呕吐、严重腹痛或大量呕血等症状，应及时

就医。

⑥ 遵循医嘱：根据医生的指示，按时服药、复查或进行其他相关治疗。如果有任何疑问或不适，可以及时跟医生沟通。

特别说明：这些注意事项旨在帮助术后病人尽快康复，避免并发症或不适情况的发生。请注意，这些建议可能因个体情况而有所不同，具体的注意事项应以医生的建议为准。

（三）检查结果常见异常指标含义

这部分相对较复杂，建议请医生解答体检报告。

九、无痛肠镜检查

（一）检查前注意事项

① 准备期：通常在肠镜检查前的几天开始，需要按照医生的指示调整饮食。通常建议进食清淡、低纤维的食物，避免吃含有种子或谷壳的食物。同时，可能需要暂时停止服用某些药物，比如抗凝血药物或非甾体抗炎药，具体医生会给出建议。这些都是为了确保检查的准确性。

② 空肠准备：在检查前一天，需要开始空肠准备，即清空肠道以确保肠镜检查的准确性。这通常通过服用一种名为"肠道准备剂"的药物来完成。在服用这种药物的同时，只能进食清汤、果汁（不能是橙色和红色）、水或茶。

③ 禁食：通常在检查前 8h 内，应该禁止进食或喝任何液体，包括水。

④ 告知医生你的所有健康状况：如果有心脏病、肺病、过敏症，或者正在怀孕，你需要告诉你的医生。这是因为这些情况可能会影响检查的方式和结果。

⑤ 确保有人陪同：由于检查过程中会使用麻醉剂，可能在检查后一段时间内会感到困倦，甚至有些迷糊。医院会要求检查时确保有人陪同。

特别说明：以上仅为一般建议，具体准备工作可能会因人而异。在检查前，要和医生进行详细谈话，以便了解针对自己的最佳准备方式。

（二）检查结果常见异常指标含义

这部分相对较复杂，建议听从医生解答体检报告。

十、女性激素六项检查

（一）检查前注意事项

① 检查时间：检查目的不同，检查时间也不同。通常情况下，要了解基础内分泌水平和评估卵巢储备功能，一般选择月经期第2—4天检查，而若想了解卵泡发育情况和明确是否排卵，则需要在排卵期检查孕酮、雌二醇和黄体生成素；要了解黄体功能，需要在经前1周或基础体温上升6—7天时检查。

② 注意空腹：建议患者在空腹状态下抽血，以避免食物中可能存在的外源性激素等对检查结果产生影响。

③ 慎用药物：检查基础性激素前至少1个月不能用性激素类药物，包括孕酮、雌激素类。性激素治疗后复查另当别论。

④ 避免剧烈运动：为了更准确地反映机体的真实激素水平，患者应在平静、休息状态下进行抽血检查。患者的状态与性激素水平密切相关，并且性激素水平能够保持相对稳定的状态。然而，若患者处于恐惧、紧张、激动、兴奋或呼吸剧烈等状态，可能导致激素分泌量增加。此外，运动后的能量消耗以及暴热的大量出汗等情况会导致患者体液流失，进而使性激素水平

相对升高。

⑤ 保证充足睡眠、避免熬夜。

(二) 检查结果常见异常指标含义

1. 睾酮 (T)

升高：主要见于睾丸间质细胞瘤、男性性早熟、先天性肾上腺皮质增生症、肾上腺皮质功能亢进症、多囊卵巢综合征等，也可见于女性肥胖症、中晚期妊娠及应用雄激素等。

降低：主要见于克兰费尔特综合征（原发性小睾丸症）、睾丸不发育症、卡尔曼综合征、男性特纳综合征等，也可见于睾丸炎症、肿瘤、外伤、放射性损伤等。

2. 雌二醇 (E2)

升高：常见于女性性早熟、男性女性化、卵巢肿瘤以及性腺母细胞瘤、垂体瘤等，也可见于肝硬化、妊娠期。男性随着年龄增长，E2 水平也逐渐增高。

降低：原发性性腺功能减退有各种原因，如卵巢发育不全。此外，继发性性腺功能减退可能由下丘脑和垂体病变引起。E2 水平降低也可出现在卵巢切除、青春期延迟、原发性或继发性闭经、绝经以及口服避孕药等情况下。

3. 孕酮 (P)

升高：常见于葡萄胎、妊娠高血压综合征、原发性高血压、卵巢肿瘤、多胎妊娠、先天性肾上腺皮质增生等。

降低：常见于黄体功能不全、多囊卵巢综合征、胎儿发育迟缓、死胎、原发性或继发性闭经、无排卵型子宫功能性出血等。

4. 黄体生成素 (LH)

升高：FSH 和 LH 持续升高，表明为原发性卵巢衰竭。

降低：低于参考区间，此闭经为继发性卵巢衰竭。

5. 卵泡生成素（FSH）

升高：FSH 和 LH 持续升高，表明为原发性卵巢衰竭。

降低：低于参考区间，此闭经为继发性卵巢衰竭。

6. 催乳素（PRL）

升高：高催乳素血症可以反馈抑制下丘脑 - 性腺轴，女性表现为无排卵、月经失调、闭经或溢乳；男性表现为性欲和性功能受损或性腺发育不良。PRL 分泌正常后，性腺功能可以完全恢复正常。

降低：PRL 分泌减少，可能导致乳汁分泌减少和黄体功能不全。

7. LH 与 FSH 的比值

1 < LH/FSH < 2：正常。

LH/FSH > 2：存在多囊卵巢的情况，建议咨询医生进一步检查确诊，一般还要做一次卵巢 B 超检查。

FSH /LH/ > 2：存在卵巢功能不全（即卵巢功能衰退）的情况，建议咨询医生进一步检查确诊，一般需要进行 AMH（卵巢抗米勒管激素）检查。

十一、女性卵巢功能检查

（一）检查前注意事项

① AMH（抗缪勒氏管激素）不受月经周期、服用药物等影响，可在月经周期的任何一天检查。

② AMH 的检查不需要空腹。

③ 若正在用一些药物，请告知医生。

（二）检查结果常见异常指标含义

① 在正常范围以内，AMH 数值越高，代表卵子存量越多，而数值越

低，说明卵巢功能越差。

② 当 AMH 低于正常范围时，提示卵巢储备功能不良。

③ 当 AMH 高于正常范围时，需要排查可能患有多囊卵巢综合征或卵巢颗粒细胞瘤。肿瘤切除后，AMH 恢复正常，AMH 再次升高与肿瘤复发相关。

十二、甲状腺功能检查

(一) 检查前注意事项

① 检查前，须停止进食含碘丰富的食物，如海带、紫菜、海鱼虾等，根据食用量的多少，停食 2—4 周。

② 暂时不要服用干扰甲状腺功能的药物，根据用药量和时间，停服 2—8 周。包括：含碘药物，如碘化物、复方碘溶液、含碘片等；影响甲状腺功能的药物，如甲状腺片、抗甲状腺药等；某些中草药，如海藻、昆布、贝母、牛蒡子、木通等。

(二) 检查结果常见异常指标含义

1. FT4 (游离甲状腺素)

升高：对诊断甲亢的灵敏度明显优于 TT4。另外，FT4 升高还可见于甲亢危象、甲状腺激素不敏感综合征、多结节性甲状腺肿等。

降低：主要见于甲减，应用抗甲状腺药物、糖皮质激素、苯妥英钠、多巴胺等，也可见于肾病综合征等。

2. FT3 (游离三碘甲状腺原氨酸)

升高：FT3 对诊断甲亢非常灵敏，早期或具有复发前兆的 Graves（毒性弥漫性甲状腺肿）病的患者血清 FT4 处于临界值，而 FT3 已明显增高。T3

型甲亢时 T3 升高较 T4 明显，FT4 可正常，但 FT3 已明显升高。对于能触及 1 个或多个甲状腺结节的患者，常需要测定 FT3 水平来判断其甲状腺功能。FT3 升高还可见于甲亢危象、甲状腺激素不敏感综合征等。

降低：见于低 T3 综合征（low T3 syndrome）、慢性淋巴细胞性甲状腺炎晚期、应用糖皮质激素等。

3. TSH（促甲状腺激素）

升高：常见于原发性甲减、异源性 TSH 分泌综合征、垂体 TSH 不恰当分泌综合征、单纯性甲状腺肿、腺垂体功能亢进、甲状腺炎等。TSH 升高也可见于应用多巴胺拮抗剂、含碘药物等。另外，检查 TSH 水平可以作为甲减患者应用甲状腺激素替代治疗的疗效观察指标。

降低：常见于甲亢、继发性甲减（TRH 分泌不足）、腺垂体功能减退、皮质醇增多症、肢端肥大症等。TSH 降低也可见于过量应用糖皮质激素和抗甲状腺药物等。

4. T4（甲状腺素）

升高：甲状腺功能亢进、部分急性甲状腺炎、肝炎、肥胖等疾病时 T4 可升高。妊娠、服用雌激素可使 TBG 升高，导致 T4 升高。

降低：甲状腺功能减退、肾病综合征、慢性肝炎、胃肠道丢失蛋白过多等疾病时 T4 可降低。甲状腺功能正常的病人服用苯妥英或卡马西平可使血清 T4 或游离 T4 降低 30%。

5. T3（三碘甲状腺原氨酸）

升高：主要用于 TSH 降低、FT4 正常的甲亢病人即 T3–甲状腺毒症时的诊断和监测，此时 T3 升高。此外，妊娠口服避孕药、雌激素治疗等引起 TBG 升高可导致 T3 升高，但 FT3 不受影响。

减低：FT4 转变成 T3 的减少会导致 T3 浓度的下降，见于某些药物（如丙醇、皮质类固醇胺碘酮）的影响以及严重的非甲状腺疾病（又称为"T3 低下综合征"）。

第四章　肥胖人群健康管理实操经验

世界各国超重与肥胖人数数据非常惊人。肥胖给个人、家庭、社会造成的危害已引起全世界的关注。在广州，过去 7 年我接触过 200 多位营养师，70% 以上为减脂营养师。

那么，如何才能健康、有效地帮助超重/肥胖者减肥成功呢？世界上有没有一个通用的方法？多年来，我们一直在市场一线，我们的团队指导无数用户减肥成功。本章就将我们的知识点和经验分享给大家。

一、肥胖类型

肥胖的分类有多种，作为一名营养师，一定要知道各种分类及其特点。

（一）按脂肪细胞学特性分类

1. 增殖型肥胖

增殖型肥胖指脂肪的积累包括脂肪细胞的数量增加和脂肪体积增大两个方面，常见于儿童期及青春期就比较肥胖的人群，日常生活中所说的"从小胖到大的人"多属于此类型。

正常人脂肪细胞数量约 $(26.6 \pm 1.8) \times 10^9$ 个，而此类肥胖人士脂肪细胞的数量可达 $(77.0 \pm 13.5) \times 10^9$ 个，此类肥胖人群减脂相对较难，且减脂成功后脂肪细胞数量并不会减少，因此预防儿童肥胖至关重要。

2. 肥大型肥胖

肥大型肥胖是指脂肪的积累是由于脂肪细胞增大所造成的，脂肪细胞体积增大而数量不变。当摄入的能量多于消耗的能量时，脂肪细胞就会膨胀起来，通常脂肪的直径为 $10-120\mu m$，极度肥胖者可达到 $180\mu m$ 以上，此类型肥胖常见于成年后开始长胖的人群。

一般认为，每个成人体内大约有 300 亿—400 亿个白色脂肪细胞，这些细胞来自幼儿期的大量增殖，到青春期数量达到巅峰，此后数量一般不再大幅增加。目前也有研究证明，成年后的脂肪细胞数量可增加，虽然其数量的增加是有限的，但当肥胖者超过标准体重的170%后，患者体内不仅有脂肪细胞肥大的表现，往往还伴有脂肪细胞数量的增加。

（二）按病因分类

1. 单纯性肥胖

单纯性肥胖，指无病理因素，而是由日活动量低、饮食不节制、工作压力大、代谢率逐年下降等原因引起的肥胖，占肥胖人群的绝大多数，约95%，往往脂肪分布比较均匀，没有内分泌紊乱等情况，若追问病史会发现其家族近亲多有肥胖者，或其自身婴幼儿时期就肥胖。单纯性肥胖时间久了，也会转成继发性肥胖，给健康造成严重危害。

单纯性肥胖又分为体质型肥胖（先天型）和获得性肥胖，具体见下表。

类别	原因	特点
体质型肥胖（先天型）	体内物质代谢较慢，物质合成的速度大于分解的速度	脂肪细胞肥大而数虽多，遍布全身
获得性肥胖	因饮食过量而运动不足，摄取能量超过消耗能量	脂肪细胞单纯肥大而无增生，多分布于躯干

2. 继发性肥胖（病理性肥胖）

继发性肥胖指由某一种或多种疾病所引起，也可能是用药不当所致的肥胖，占肥胖人群的极少数，约5%。此类肥胖人群病因明确，原发性疾病被治好后，继发性肥胖也可明显减轻。

这种用户减重会更加困难，可以提前和用户沟通，让用户有个心理准备。对于此类用户，体重下降会更有利于疾病的康复，所以一定要减肥。

常见的病理性肥胖如下：

类别	病因	现象
库欣综合征	肾上腺皮质功能亢进。皮质醇分泌过多，导致外周脂肪向中心聚集	脸、脖子和身体肥大，四肢脂肪不多
高胰岛素血症	肤岛素分泌过多，血糖降低严重，患者为避免低血糖症状而进食过多	全身性肥胖
性腺功能减退	男性雄激素极少、女性卵巢功能衰退均会有一定影响	乳房、下腹部、生殖器附近肥胖
甲状腺功能减退	甲状腺激素缺乏导致细胞间液增多，自微血管漏出的清蛋白和黏蛋白含最增多，体液大量潴留	全身性肥胖或者黏液型水肿
医源性肥胖	药物副作用引起，如肾上腺皮质激素类药物，三环类抗抑郁药物等	全身性肥胖
下丘脑性肥胖	疾病或外伤使下丘脑腹内侧核的饱食中枢受损。导致饱食感减弱或消失	全身性肥胖

3. 特殊性肥胖

特殊性肥胖主要分为母性肥胖和绝经后肥胖两种。

类别	病因
母性肥胖（妊娠性肥胖）	女性在妊娠期引起暂时性下丘脑功能失调，加之怀孕到哺乳这段时间营养过剩，活动量少，脂肪代谢紊乱
绝经后肥胖	绝经后因卵巢功能衰退，雌激素对脑垂体的抑制减退，出现继发性下丘脑和垂体功能及自主神经功能紊乱，使糖和脂肪代谢失常，食欲亢进，增加肥胖概率

（三）按肥胖者的体型分类

1. 向心性肥胖

向心性肥胖又称为腹型肥胖、苹果型身材，此类肥胖的人群，脂肪主要积聚于腹部，包括腹部皮下脂肪和包裹在腹部脏器周围的脂肪，腰臀比增加更为明显。腹部脂肪比其他部位脂肪代谢更为活跃，更容易使血液脂肪水平升高，增加心脑血管疾病的风险。

2. 外周性肥胖

外周性肥胖又称梨形身材，此类肥胖人群的脂肪主要积累在臀部、大腿部，其腰部、腹部脂肪堆积量也相对较高，但下半身相比上半身更为肥胖，多见于女性，梨形身材在欧美更为常见。

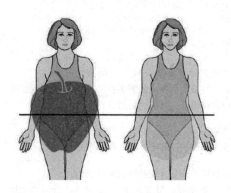

二、肥胖判断标准

肥胖的判断标准有很多，这里解释我们常用的 4 种：BMI、体脂率、腰围、腰臀比。

（一）通过 BMI 判断

1. 定义

BMI（Body Mass Index，简称 BMI），即身体质量指数——国际最常用。

利用身高和体重之间的比例去衡量一个人是否过瘦或过肥。

2. 计算方法

身体质量指数（BMI）= 体重（kg）/身高（m）的平方

如，一个人体重 80kg，身高 1.6m，那 BMI = $80 \div 1.6 \div 1.6 = 31.25 \ kg/m^2$。

注意：身体质量指数适合所有 18 至 65 岁的人士使用，儿童、发育中的青少年、孕妇、乳母、老人及肌肉发达者除外。

3. 身体质量指数（BMI）的分级

分类	BMI
	中国标准
偏瘦	<18.5
正常范围	18.5—23.9
超重	24—27.9
轻度肥胖	28—31.9
中度肥胖	32—36.9
重度肥胖	≥37

分类	BMI	
	WHO 标准	亚洲人标准
偏瘦	<18.5	<18.5
正常范围	18.5—29	18.5—22.9
超重	≥25.0	≥23
肥胖前状态	25.0—29.9	23—29
轻度肥胖	30.0—39	25.0—29.9
中度肥胖	35.0—39.9	≥30.0
重度肥胖	≥40.0	

注：不同国家标准不一样。

（二）通过体脂率判断

1. 定义

体脂率（Body Fat）指人体内脂肪重量在人体总体重中所占的比例。它反映人体内脂肪含量的多少。

2. 判断标准

	男	女
<30 岁	14%—20%	17%—24%
>30 岁	17%—23%	20%—27%
肥胖	>25%	30%

注意：不同厂家体脂秤测量结果不同，体脂率标准范围不同。判断肥胖时可结合围度、BMI 等数据综合评估，或者以一个体脂秤的数据作为减脂期的体脂率参考值。

（三）通过腰围、腰臀比判断

1. 定义

腰围：经脐部中心的水平围长，用软尺测量，在呼气之末、吸气未开始时测量。是判定中心性肥胖的重要指标。

臀围：臀部向后最突出部位的水平围长，用软尺测量。

腰臀比：腰围和臀围的比值。是判定中心性肥胖的重要指标。

2. 判断标准

腰臀比：男 >0.9；女 >0.8 均为中心性肥胖。

腰围：男 >90cm、女性 >85cm 均为中心性肥胖。

注意：中心性肥胖意味着内脏肥胖，发生心血管疾病的风险非常高。

三、减肥速度

（一）世界卫生组织（WHO）推荐的减肥速度

世界卫生组织（WHO）：推荐的减肥速度是每周 0.5—1kg，这种温和和持续的体重减少速度可以确保在减肥的同时保持身体健康。

（二）其他一些官方推荐的减肥速度

美国心脏协会：美国心脏协会建议，安全的减重速度是每周 0.5—1kg。过快的减重可能会对身体产生负面影响，出现营养不良、身体无力、头晕等症状。

美国疾病预防控制中心：美国疾病预防控制中心（CDC）推荐的体重减少速度是每周 0.5—1kg，也就是说每月可以减重 2—4kg。他们指出，尝试以快速方式减重的人往往很难维持其体重，反而可能会增重。

美国营养学会：美国营养学会表示，对于大多数人来说，每周减重 0.5—1kg 是一个安全和现实的目标。他们强调，更重要的是采取可持续的生活方式，而不是快速减肥。

（三）按经验的减肥速度

① 减脂速度因人而异，千万不要认为和自己身高、体重、年龄相似者每月的减肥速度即自己的减肥速度，这只是有一定的参考价值，具体还要看自己身体的实际情况。

② 切勿过快减肥。从健康角度，每月的减脂速度在合理的范围是可以实现的，但是想要轻松且健康地达到目标体重，且后续不容易反弹，这是非常难做到的。

过往一些减肥电视节目，很多肥胖者在训练营快速减肥后，几乎都反弹了。按道理如果是真的那么有效，这样的节目一定非常非常受欢迎，但是我们现在已经很多年没有看到了。

另外，这几年风靡起来的封闭式减肥训练营仍然吸引了大量的用户，同样也有大量的负面报道。如 2023 年 6 月 13 日很多网络报道：一位河南女孩"翠花"，2 个月减重 28.5kg，结果猝死在训练营，让人非常痛心。

③ 常见比较健康的减重速度：小基数 1.5—2kg/月，大基数 2.5—4kg/月。

④ 一般减重前期减重速度较快，接下来会遇到瓶颈期（也叫减肥平台期），瓶颈期过去后体重会再次逐渐下降。

⑤ 有时候会遇到体重减得非常快的人，远高于世界卫生组织推荐的标准，这种情况后续反弹往往也很快，需要花比较久的时间对体重进行巩固。减重时间加巩固时间，最后平均下来，每个月的减重速度也基本上是在合理范围内。

综合来说，需要减肥者一定要给身体多点时间，循序渐进。如果自身体质很难减肥，建议在营养师指导下多试一试各种体重突破法，营养师会进行个性化指导。

四、肥胖的原因

（一）肥胖的本质原因

肥胖的本质原因：能量摄入＞能量消耗。所以，减肥都是从能量摄入与能量消耗两方面下功夫。

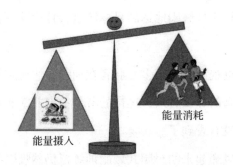

能量消耗

能量摄入

（二）肥胖的重要原因

肥胖的重要原因是胰岛素抵抗。

简单说来：当我们体内出现胰岛素抵抗后，会出现一种情况是——血液中的葡萄糖会转化成脂肪，脂肪难以调动燃烧，而且食欲增加，导致能量摄入更多，越来越胖。而肥胖又会加重胰岛素抵抗。

造成胰岛素抵抗的原因是：摄取大量高糖分、高能量的食物及饮料。

所以，减肥的核心是：控制胰岛素抵抗，所以要选择低糖、低 GI、低能量的食物。

详细解释如下：

胰岛素是目前所知的体内唯一降血糖激素。当我们进食的时候，特别是吃了那些碳水化合物丰富的食物，血糖就会升高，我们胰腺内的胰岛 β 细胞就会开始大量释放胰岛素。葡萄糖是细胞的主要燃料，但身体不喜欢血液管道中葡萄糖太过拥堵，胰岛素立刻化身警车，勤劳地载上这些调皮捣蛋的过高血糖，把它们运送到肝脏或肌肉当中，以稳定的糖原形式暂时关押起来，并根据人体需求决定是否重新释放回血液内。这是胰岛素发挥"天使"功能的美好一面，它极力维持了体内血糖平衡，抑制了过高血糖对健康的危害。

如果胰岛素释放不足（警车少了）或者没有充分发挥作用（警车空载），我们就会出现糖尿病的症状，结下糖尿病肾病、视网膜病变、周围神经病变甚至糖尿病足等一枚枚恶果。

然而，鲜为人知的是胰岛素其实也能控制脂肪，它可以抑制脂肪分解作用，强迫脂肪细胞接收并存放血液中的脂肪。也就是说，胰岛素过高反而让人变胖。当体内产生的胰岛素增多以及清除减少时会形成体内高胰岛素水平，即出现胰岛素抵抗。现在，让我们暂时略过胰岛素天使的伟大一面，归纳一下胰岛素"魔鬼"的"罪状"。

① 胰岛素将能量转化为脂肪。即使能量来自不含脂肪的食物（如糖类物质和蛋白质），也会被转化成脂肪。

② 胰岛素会将脂肪储存在臀部、腰和背上，您越是不希望它出现的地方，它越把脂肪放在那个显眼的地方。

③ 胰岛素阻止身体将脂肪当做燃料。当您长时间辛苦锻炼时，您以为自己在燃烧脂肪，其实并不完全这样，胰岛素不可能让您燃尽脂肪的。

④ 胰岛素让你饥饿。血糖降低会产生饥饿感，胰岛素刺激产生的胰岛素抗体可作用于下丘脑食欲中枢，刺激食欲，使人吃得更多，体重随之增加。

当然，这些问题并不能怪罪于胰岛素，说它双面，只是因为它在努力以自己的方式对血液血糖的波动做出自己认为正确的反应。

问题的根本在于，我们现在越来越习惯于摄取大量高糖分、高能量的食物及饮料，以至于身体必须释放越来越多的胰岛素，以应付激增的血糖。最后，胰岛 β 细胞为了满足这种需求，被动释放越来越多的胰岛素，导致更大量的脂肪囤积。我们应该尽力避免这种胰岛细胞超负荷工作的情况，否则等到胰岛 β 细胞竭尽全力开动制造胰岛素的马达，不但胰岛细胞总工厂最终会耗竭破产，效应细胞最终也会以"麻木不仁、充耳不闻"的方式进行胰岛素抵抗，不理睬胰岛素发出的任何指令。

（三）肥胖的其他原因

① 遗传因素。单纯性肥胖具有遗传因素，父母体重正常其子女肥胖发生率为10%；父母一方肥胖，子女肥胖发生率为50%；父母均肥胖，子女肥胖发生率高达70%。

② 食物摄入过多。实际肥胖用户群体中这类用户是最多的。

五、减肥方法大合集

市场上减肥方法层出不穷，对于营养师来讲，拥有良好的辨别能力，能透过各种减肥方法看到其中本质，帮助客户选择真正科学、健康、有效的减肥方法至关重要。选择错误的减肥方法不但不能帮助客户减脂，还会损伤身体，导致减脂愈发困难。因此，了解市面上常见的减肥方法是每一个健康行业从业者的必修课。

（一）健康科学减肥法

1. 健康科学减肥法的理念

健康科学减肥法的理念以"健康"为核心，以科学知识为途径，需要帮助每个用户探索属于自己的健康减脂方案；在保证机体对蛋白质和其他各种营养素的需要的前提下，调整三大能量物质的供能比，控制能量摄入，提升身体代谢，制造能量差达到减重减脂效果，并且帮助我们养成易瘦体质及良好习惯，即不仅仅要关注体重、体脂的减少，还要兼顾降低相关健康风险，促进健康。

2. 健康科学减肥法的特点

① 营养均衡：保证营养均衡是健康科学减脂的第一步。健康的减肥法必须保持各营养素之间的适宜的比例，使人体需要与营养供应之间达到平衡状态。

② 全面可持续：健康科学的减肥方法应该是全面的，可持续的。全面要求关注减脂人群的饮食、运动、心理等各个方面。可持续要求方案在设计上难度不能太大，方便客户执行，不会给生活和工作带来麻烦，减脂不等于自虐，它是一个长期坚持的过程。

③ 安全有效：安全是健康科学减肥法的基础，应该根据客户的情况具体分析，从而定制方案。有效是健康科学减脂方案的必然结果，会受到客户的配合程度的影响。

④ 不易反弹：不易反弹应该是减脂人群最关注的问题之一，健康科学的减肥方法不只是帮助减脂人群瘦下来，更重要的是帮助客户养成健康的饮食习惯和自由健康调控的方法，真正维持不易反弹。

（二）市场各种减肥方法简介

1. 运动减肥法

（1）定义

运动减肥法就是通过各种运动方式来达到减肥的目的，包括体育活动、健美运动、器械运动。

（2）减脂有效运动

运动并不是强度越大、运动时间越长，效果就越好，合理的运动更有利于减脂。

（3）运动强度

通常情况下，低强度运动的初始阶段，脂肪不能被比较好地氧化消耗。运动强度越大，机体就更多地利用肝糖原和葡萄糖，剧烈运动时脂肪的消耗比例为15%—20%，而中等强度运动时糖和脂肪的消耗基本相同。因此要减脂，应优选中等强度的有氧运动，该运动的具体强度是50%—70% VO_2max、60%—80%最大心率（最大心率＝220－年龄）。如果用感觉来评判运动强度，常用以下判断标准：

低强度：运动时可以唱歌，总体感觉很轻松。

中等强度：运动时可以说话但是不能唱歌，总体感觉有些吃力。

高强度：运动时只能说出单个的字或词，总体感觉很吃力。

（4）运动时间和频率

刚开始运动时身体主要是消耗肌糖原，随着肌糖原下降，肌肉开始从血液中提取葡萄糖，运动开始一段时间后肌肉消耗脂肪增加，脂肪逐渐成为主要能量物质，因此运动需要达到一定的时间。

一般建议每次运动时间为30—60min，每周有氧运动时间合计达到150min，每周至少运动3次，每次间隔不应超过3天，最好能天天锻炼。为了维持体重持续下降及防止减重后反弹，推荐更高水平的身体活动，每周

200—300min。根据美国运动医学学会的建议，可按照这样的顺序进行：首先是 15min 运动前热身，然后是 20—60min 有氧为主、肌肉训练为辅的运动，最后是 10min 运动拉伸。

（5）运动项目

有氧运动为主、无氧有氧运动交替的方式更有利于减脂。

有氧运动是指在有氧代谢的情况下长时间参与中等强度的体育活动。燃烧脂肪是一个需要氧气参与的过程，而且氧气参与的比例越高，脂肪燃烧越充分。所以运动减肥优选氧气参与度比较高的运动，也就是所谓的"有氧运动"。比如快走、慢跑、游泳、骑车、爬山，有氧部分就多一些，对减肥就很有效；而撸铁、深蹲、臀桥等力量训练，有氧部分比较少，运动中减少的脂肪相对少一些。

需要指出的是：

① 有氧运动和无氧运动都能减脂，只是对能量消耗的时间段不同。有氧运动主要在运动过程中消耗能量，无氧运动增肌后，会提高身体的基础代谢，身体消耗能量的效率会增加，有利于后续减脂。

② 人类除了极端运动，比如举重、投掷、单次跳跃以及 90min 以上的耐力运动等，并不存在单纯的有氧和无氧运动。说某种运动是有氧运动指的是有氧供能更多。

总之，运动减肥法是市面上最常见的减肥方法之一，很多减肥者都尝试通过运动来减肥，但往往只有少部分人能成功。主要原因是运动本身就需要很强的意志力才能坚持下去，还需要配合规律的作息、科学健康合理的饮食才能达到想要的结果。

2. 药物减肥法

药物减肥法是通过药物刺激抑制食欲、减少能量摄入、促进脂肪代谢等方式达到减重的目的，大多数都是违禁药物或处方药，消费者要非常慎重选择。目前常见减肥药物有：

（1）食欲抑制剂

其原理主要是通过兴奋下丘脑饱觉中枢，控制食欲中枢，再通过神经的作用抑制食欲，使肥胖者容易接受控制饮食量从而达到体重下降的目的。目前常见的有西布曲明、芬氟拉明、安非他明、氟西汀、舍曲林、苯丙胺及其衍生物等。

西布名曲、芬氟拉明、安非他明因导致心脑血管病症的发生率较高，副作用大，我国早已禁止销售和生产。氟西汀、舍曲林在临床上作为抗抑郁的药物，也会产生饱腹感，但属于处方药且只适用于抑郁症患者。

（2）增加消耗药

此类药物能使人体内的热能散失，促进体内脂肪的氧化代谢，抑制合成代谢，从而降低肥胖者的体重，达到减肥的目的。该类代表药物是麻黄碱和咖啡因，麻黄碱属于违禁成分。此外一些激素类药物也可加速人体的基础代谢，从而帮助减脂，常见的是甲状腺激素。单纯性肥胖病人的甲状腺功能是正常的，所以有的医生在严格控制饮食的基础上加用甲状腺激素，可以加速肥胖病人的体重下降，但会扰乱体内激素反馈机制，导致激素分泌紊乱，需要慎用。

（3）促排药或相关产品

此类药物增加肠胃的蠕动，加速所进饮食的排泄，减少食物在肠胃中的停留时间，使食物在未被吸收转化为脂肪之前，就已被排出体外，从而达到减肥的目的，主要有泻药、利尿剂等。

市面上大部分减肥茶就属于此类，其核心成分是芦荟、泽泻、番泻叶、大黄等具有较强促排作用的成分，通过促进排尿排便，让身体失水达到减重效果。促排效果越好，有些成分添加量就越大。正常短期用还好，但是长期大量使用，对身体就会造成损伤。其典型缺点有：

① 减肥茶并没有减掉脂肪，只不过是疏通肠道的粪便从而使体重下降，停用体重立马反弹。

② 长期使用减肥茶可能会导致肠胃功能紊乱。

③ 长期腹泻会减少人体对营养的吸收，造成营养不良。

（4）胰腺脂酶抑制剂

此类药物通过使食物中的脂肪在胃肠中无法水解为人体可吸收的游离脂肪酸和单酰基甘油，减少脂肪的吸收，从而达到控制体重的目的，如奥利司他。

奥利司他是目前我国唯一合法的减肥药。用奥利司他治疗一年可使体重减少 2.7—3.0kg，持续治疗 4 年可维持治疗效果，因此高油脂饮食的客户可以适当选择，但奥利司他的一些缺点也不能忽视，比如：

① 只针对摄入的食物脂肪，不适合本身油脂摄入少的用户。

② 引起脂肪性腹泻，可造成脂溶性维生素缺乏，还有报道其可造成肝功能损害。

③ 要严格控制饮食，否则容易反弹，不具有调节体质作用。

④ 会出现不自觉的排油，即肛门漏油，女性需要长期使用护垫或纸尿裤，不卫生。

（5）减肥针剂

减肥针剂经常会以不同的名字出现在市场上，其渠道来源、价格及安全性一直饱受诟病，常见的有溶脂针、一针瘦、瘦腿针、三秒瘦等等。

溶脂针其原理就是将含有瘦身成分的液体直接注射入人体的皮下脂肪层，将皮下脂肪溶解。当药物通过皮下组织时，刺激局部脂肪细胞内的脂肪酶数量增加，促使脂肪活化而增加切断脂肪酸，使其分解成细小状态，随着身体的新陈代谢由淋巴系统排出来，其副作用有头晕、过敏反应、局部淤血肿胀、局部硬结、色素沉着、肌肉坏死等等。

瘦腿针是通过注射肉毒素，阻断神经与肌肉的神经冲动，使过度收缩的肌肉松弛并逐渐萎缩，但对脂肪过多造成的肥胖的作用不大，并且注射后有"脸僵""假面""蛙鳃"甚至"中毒"的危险。作为一种具有强烈毒性的神经毒素，即使肉毒素远低于理论上的中毒剂量，但仍不能完全避免不良反应的发生。

一针瘦、三秒瘦等注射的是利拉鲁肽、司美格鲁肽、度拉糖肽等降糖药物，这些降糖药物延缓胃排空，抑制食欲，从而达到减重的目的，其可能会有肌肉组织坏死的后遗症，导致皮肤受损严重，出现局部皮肤萎缩、有硬结等症状，并且在我国并不合法。

总结：减肥药在减肥中的真正效果有限，其多通过促排等导致假性体重下降，停药后体重也有很大可能反弹，且以损伤身体为代价，可能会导致内分泌紊乱，对血压、血糖造成影响，造成肝功、肾功、心脏功能、肠胃功能的损伤，导致精神异常，甚至造成死亡。单纯的药物减肥法前景并不乐观，且市场上各种减肥药良莠不齐，在减肥药中加入违禁成分屡见不鲜，一般不建议选择药物减肥，如要选择，一定要慎重。

3. 生酮饮食

生酮饮食指高脂、低碳水化合物和适当蛋白质的饮食，通过不吃米面主食和蔬菜水果，只吃肉和油，让身体的供能模式从以碳水为主变成以脂肪产生的酮为主，达到减肥的目的。这个方法原本是来治疗癫痫的。

当饮食中的碳水化合物摄入不足时，持续几天之后，由于体内缺乏糖原，肝脏会将脂肪转换为脂肪酸和酮来为身体供能，使身体的主要燃料由葡萄糖变为脂肪，从而实现对脂肪的消耗。确实不少人靠生酮饮食瘦了下来，但是其缺点也比较明显：

① 很难坚持。

② 恢复正常饮食容易反弹。

③ 存在副作用，短期副作用可能出现恶心、呕吐甚至严重急性胃肠疾病、低血糖、酮症酸中毒、困倦、脱水、拒食等，中长期副作用可能有肾结石、便秘、脂肪增多、生长障碍等。

④ 必须在专业人士的指导下进行。

总结：生酮饮食确实有一定效果，但是存在着不少的争议，也不适合所有想减肥的人，曾经风靡一时，目前前景不明朗。

4. 过度节食减肥法

减脂的本质其实就是要制造出能量差，即我们摄入的能量要小于我们消耗的能量。节食本指只吃限定的食物，或按医生给出的食谱进食。我们把适度的节食叫健康的减肥方法，这叫有"节制"的饮食。但是过度的节食会对身体造成很多损伤，同时会增加后期减肥的难度，经历过这类减肥的用户往往是我们最头疼的用户，因为体重非常难减而且身体素质差。

市面上常见节食减肥方法有：辟谷减肥、纯代餐减肥、苹果减肥法、蔬菜减肥法、酸奶减肥法、21 天减肥法、液断减肥法等。

① 辟谷减肥：辟谷有 1 天辟谷，3 天辟谷，甚至 7 天、14 天、21 天辟谷，还有更久的，辟谷期间要求避免吃肉类食品，不吃五谷杂粮，一般只喝水或者吃一点素菜、一点坚果，这与过度节食甚至断食没有什么区别。

② 纯代餐减肥：特指完全用奶昔、蛋白粉、蛋白棒、粗粮粉等去代替三餐或三餐中的一餐或者两餐，吃代餐时不需要额外再摄入其他食物。

③ 苹果减肥法/蔬菜减肥法/酸奶减肥法：只吃水煮菜，只吃一些水果，只喝酸奶，或者这些食物的混合，但是总体每日总能量摄入很低，远远低于身体基础代谢率，而且持续的时间很长，从而达到减肥目的。

④ 21 天减肥法：分为三个阶段，第一阶段：第 1—3 天，只喝水；第二阶段：第 4—10 天，三餐只吃蔬菜水果；第三阶段：第 11—21 天，正常清淡饮食，吃到六分饱即可。虽然分为三个阶段，依旧是通过严格限制每日摄入总能量的方式达到减脂的目的。

⑤ 液断减肥法：液断减肥从字面意思上来讲，指的是在规定的减肥时间内，一般大约是 3—5 天，只喝液体的东西，比如饮用水、酸奶、牛奶、豆浆、咖啡甚至可乐、奶茶、雪碧等饮料，包括在加工前是液体的东西，比如布丁、蒸蛋、雪糕类的东西，总之断绝所有正常的固体饮食，以达到减肥

的目的。

总结：过度节食减肥，必然使体重快速下降，但不建议客户通过此类方法减肥，主要原因如下：

① 很难坚持，并且可能会造成血糖过低甚至低血糖休克，还会诱发厌食症。

② 恢复饮食特别容易反弹，甚至比以前更胖，美国曾经有一档很火的减肥节目就是利用类似的方法，后续那些人都反弹了，节目也被叫停。

③ 天然食物中各种营养成分丰富，长期靠单一的加工产品，如奶昔、蛋白粉、代餐一定会使身体缺乏各种营养素，体质下降，出现各种健康问题，比如贫血、失眠、脱发、月经紊乱、免疫力低下等等。

5. 轻断食减肥法

轻断食是由英国医学博士迈克尔·莫斯利发起的一种减肥方法，也称"5/2断食法"，即在每周选择任意不连续两天每天只摄取500kcal（女性）或600kcal（男性）能量的食物，其余5天自由饮食。轻断食减肥法经过不断实践发展，目前已经有"11+3间歇性轻断食法"、"168间歇性断食法"等多种表现形式。"11+3"即在两周中选择任意连续3天进行轻断食；"168间歇性断食法"是指一天中8h内正常饮食，其于16h只喝水不再吃其他东西。

轻断食饮食选择推荐原则：

① 主食：尽量选择升糖指数低的杂粮类食物且注意控制摄入量，但不建议全面禁食碳水。

② 蛋白质：尽量选择优质蛋白，比如清蒸鱼、虾、去皮鸡肉等。

③ 脂肪：少油或无油烹饪，选择低脂食物。

④ 蔬菜：尽量选择热量相对较低的叶类蔬菜。

⑤ 水果：可不吃水果。

总结：轻断食减肥法确实有不错的效果，但是也存在一定的争议，并不适用于所有用户，需要在专业的营养师指导下进行。目前我们常将轻断食作为短期帮助客户突破减脂瓶颈期的食谱，一般不建议长期进行。

6. 酵素减肥法

酵素又称植物综合性酶。酵素产品起源于日本，在中国台湾地区比较风靡。市面上的酵素的主要成分一般包括各种植物提取物、发酵类的菌体、添加一些微量元素、膳食纤维、益生元和某些促进消化的酶类。这些物质在一定程度上可促进肠道蠕动，帮助排便，从而使体重下降。

酵素减肥法也有很多种，有的是酵素也是代餐，替代一日三餐或者三餐中部分食物；有的会添加其他成分达到促进排泄、抑制食欲、提高神经兴奋等目的，从而达到减重的效果。但酵素对于单纯减脂来讲并没有作用，体重下降是由于疏通了肠道的粪便淤积及身体水分丢失造成的，一旦停用体重立马反弹。如果宣称不会促排，不需要控制饮食，那就要怀疑是否添加了一些违禁成分。

因此，对于长期排便困难的人来讲，可以适当使用正规厂家的促排酵素产品帮助排便；对于减脂来讲，如果忽略合理饮食搭配，单靠酵素产品没有多大效果。

7. 中医减肥法

中医减肥历史悠久，市场上的中医减肥方法很多，接下来选取常见的方法进行介绍。

① 拔火罐：拔罐减肥是通过负压作用于身体表面，从而产生疏通经络、活血化瘀的功效，使脏腑功能得到一定调整，同时拔罐对于穴位的刺激可以加速体内脂肪的消耗分解，从而达到减脂的目的。

② 针灸：针灸减肥主要是通过刺激身体的穴位抑制食欲，控制饮食，综合来说属于"饿瘦"。

③ 汗蒸：在汗蒸过程中，人体体温会不断升高，从而使体内新陈代谢加快，有利于减重。

④ 瘦瘦包：以加热外敷为主，通过敷脐部等穴位促进身体代谢，减少

热量吸收，增加胃肠蠕动帮助排便，从而减轻体重。

⑤ 经络埋线减肥法：是针灸减肥的延伸和发展，通过在穴位上埋线起到疏通经络、调理自主神经功能及内分泌的作用，一方面抑制了亢进的食欲，减少能量的摄入，另一方面增加人体能量消耗，促进体内脂肪分解。

⑥ 推拿法：根据肥胖的不同部位可推拿相应的经络，刺激相应穴位，促进脂肪分解，从而达到减脂的目的。

⑦ 中药减肥法：中医认为肥胖的形成与体质有密切关系，在望闻问切的指导下进行辨证论治，通过中药调理体质从而达到减脂的目的。

总结：中医减肥法有一定效果，但也需要配合饮食控制，日常工作中常将中医减肥法与其他减肥方法结合起来使用。但中医减肥也有一些注意要点，选择时一定要注意。

① 需要辨证论证，不是什么人都适合拔罐、针灸、汗蒸、瘦瘦包及经络埋线减肥法等，中药的使用则更需慎重。

② 针灸特别讲究穴位，对操作者的技能要求很高，市场上真正有技术的人不多，弄不好反而有害健康。

③ 受到时间、空间等限制，不能随时随地用，经常出差应酬、没有时间去理疗馆者难以实现，所以大多数人很难坚持。

④ 停止后没有养成良好的饮食习惯也是很容易反弹的。

⑤ 市场存在对部分方法的过度及不当使用，如瘦瘦包要求控制水分摄入，容易对身体造成伤害，甚至出现脱水等情况。

8. 手术减肥法

手术减肥法主要包括缩胃术、胃旁路、胃束带、胃内水球疗法、吸脂术等等。胃相关减重手术是通过手术减少胃容量、缩短小肠、在胃部放硅质水球等来抑制食欲，增加饱腹感，减少脂肪吸收，达到减脂的目的。吸脂术则是应用负压原理，通过皮肤小切口吸取皮下堆积脂肪来达到减脂的目的。

此类手术减肥法一般是医生推荐给一些严重肥胖并出现代谢性疾病及并发症的肥胖症患者。虽然现代医疗水平提升了很多，但手术仍存在一定的风险性，术后也会有一定的不良反应，如常见的恶心呕吐、手术伤口渗液、术后感染、肺炎等，并且术后也要坚持合理搭配饮食才能保持。

总结：对于一些因为各种疾病和遗传性因素造成的肥胖，健康的减脂方法坚持了很久难以达到效果者，可以在有资质的医疗机构的专业的医生建议下进行手术。

六、减肥不掉秤的原因分析

（一）饮食因素

1. 三餐是否规律

（1）吃饭时间不规律

减脂期间建议按照三餐两点的方式规律进食。吃饭不规律比如周末吃早餐很晚或不吃、晚上增加宵夜等，都会打乱人体昼夜节律，造成肠胃消化和吸收紊乱，出现低血糖的情况，同时也会使能量摄入过多或减慢脂肪分解，降低代谢，从而影响减脂效果。如早餐吃得太晚，因空腹时间太长很可能会出现低血糖的情况，同时还会影响消化及胆囊功能。晚餐吃得太晚，摄入的能量则不易代谢出去，导致能量堆积，造成体重不下降或上涨；更重要的是打破了饮食的昼夜节律，也不利于减脂。研究发现，吃饭时间不规律，不仅更容易长胖，还不利于控制血糖、血压。

（2）每餐能量分配不规律

三餐热量保持相对的均衡更加有利于减脂。我们推荐的三餐摄入能量分配比例为3∶4∶3，不要过饱过饥。吃得太少可能会因能量不足影响工作学习状态，同时又会导致下一餐吃得更多；吃得过多，容易导致消化不良、肠胃不适、热量堆积，不利于减脂，还不利于血糖的稳定。

2. 饮食结构是否合理

饮食结构不合理，导致能量摄入过多，营养摄入不均衡是造成用户体重不下降的主要原因。

常用的减脂膳食除了控制总能量的摄入，同时需要注意三大供能营养素碳水化合物、脂肪及蛋白质的摄入比例。减脂食谱一般为高蛋白、低脂肪、低碳水的饮食模式，同时也需要保证维生素、矿物质及膳食纤维的足量摄入，合理搭配，保证食物多样化。目前很多研究发现肥胖人群普遍存在多种维生素与矿物质的缺乏。

很多用户在饮食结构上最容易出现的问题是蛋白质摄入不足和碳水化合物摄入过多。富含蛋白质的鱼、肉、蛋、奶等摄入不足，蛋白质是身体组织、器官的组成部分，蛋白质长期摄入不足会导致基础代谢下降，不利于减脂；而富含碳水化合物的主食类摄入较多，碳水化合物是能量的主要来源，如摄入较多，多余的能量便会转化为脂肪储存起来。

因此当用户反馈体重不下降时，了解其饮食结构，也是必不可少的。

3. 食物量是否掌控好

控制食物的摄入量，创造能量差是减脂的基础，当用户反馈体重不变时一定要关注用户的食物摄入量，是否有暴饮暴食、晚餐摄入量过多等情况，很多用户在减脂期间经常会出现自己有意识节食或者暴饮暴食的情况。

① 有意识的节食：虽然有意识的节食可以使体重在减脂前期下降较快，但是一段时间后便会出现体重不下降甚至上涨的现象，其主要原因是由于前期掉得更多的是水分、肌肉，而长期如此基础代谢会降低，后期稍微吃点会迅速反弹，导致最后喝水都长胖。所以每餐要吃饱不撑，不能节食。

② 暴饮暴食：暴饮暴食不但容易损伤肠胃功能，还会极大增加能量摄入，影响减脂效果。减脂过程中饿、馋、压力大等都容易导致用户出现暴饮暴食的情况，暴饮暴食之后用户往往又会陷入自责心理，长期如此便容易自

暴自弃，放弃减脂。因此在日常工作中遇到此类客户一定要做好心理疏导，帮助重建信心，同时在控制总能量、营养均衡的基础上尽量满足客户食物偏好，帮助客户慢慢改变暴饮暴食的习惯。

（二）睡眠和情绪

睡眠和情绪对于减脂效果有很大的影响，当客户体重不掉秤时需要了解客户的睡眠情况和情绪状态。

1. 睡眠质量如何

① 当我们睡眠不足时，会刺激大脑中的食欲系统，让我们不由自主吃得更多。

② 人处在睡眠不足状态时，身体里会产生一种名叫 2-arachidonoylglycerol 的内源性大麻素。这种内源性大麻素会使睡眠不足的人对高糖高盐高脂肪食物产生渴望，增加食物摄入量。

③ 睡眠不够导致皮质醇增加，会让我们的身体无法很好地利用血液中的糖分，继而导致脂肪的储存和肌肉的消耗。

④ 睡眠不足会让人的身体处在持续的应激状态下，一段时间后基础代谢率就会显著降低，影响能量消耗。

2. 近期心情如何

① 人在有压力和紧张的状态下，身体处于应激状态，会造成消化系统运作紊乱，同时进食被很多人用来帮助缓解压力，很多人甚至会表现出暴饮暴食的情况，从而摄入更多的能量。

② 焦虑和抑郁会使下丘脑－垂体－肾上腺轴失调，分泌皮质醇增加，葡萄糖利用降低，同时还会降低胰岛素敏感性，增加胰岛素抵抗，从而促进脂肪的合成，导致肥胖。

③ 情绪异常还会导致内分泌紊乱，出现睡眠时间短、入睡困难等，影响减脂效果。

在日常工作中睡眠和情绪状态是我们容易忽略的部分，但是其对于减脂效果的影响也是比较大的，随着社会竞争的不断加剧，情绪及睡眠问题已经变成很重要的社会问题。当用户反馈不掉秤时，在排除饮食因素之后，不妨多关注情绪和睡眠状态。

（三）饮水及排便

1. 每天饮水量是否喝够

根据《中国居民膳食指南（2022）》，成人每日推荐饮水量为1500—1700ml。减脂期间我们建议每天的饮水量达到2000ml左右，保证饮水量充足对减脂更有帮助。

① 喝水能促进新陈代谢，帮助减脂。

喝水可以刺激体内的线粒体的功能，使身体细胞达到较好的热量燃烧效果，即代谢率会提升。2003年发表在《临床内分泌与代谢杂志》上的一项研究也直接证明：健康成年人每天多饮用大约2杯的水，可使代谢率平均提高30%。还有研究显示，人体内所含水分与脂肪加速分解也存在关联。因此饮水量不够会在一定程度上影响减脂效果。

② 喝水帮助减少饮料的摄入。

水不含热量，用饮用水代替果汁、苏打水或加糖茶或咖啡等含糖饮料可以减少饮料中热量的摄入。2015年发表在《美国临床营养学杂志》上的一项研究表明：在主餐后选择多喝一杯水的超重女性，在减肥计划中减去了更多体重。

③ 水会赶走"伪饥饿"。

我们的身体常常把轻度脱水引发的口渴误认为饥饿。因此，可以通过喝水促进饱腹感，来降低食欲。《美国临床营养研究杂志》对15位青少年进行的小型研究发现：进餐前喝水，吃饭时他们就会吃得少。这种方法可以适用于控制不住食欲、经常性多吃的减脂人群。

2. 是否在晚 8 点后喝太多水

部分客户因个人体质原因，本身就相对容易水肿，而夜间活动少，基础代谢率也会下降，如果晚上 8 点后喝大量的水，在睡眠中代谢不好、排水不利，容易导致第二天醒来出现水肿，因此，体重也会相应假性上升。而且睡前饮水可能会导致夜间排尿次数增多影响睡眠，所以容易水肿的用户注意睡前不要大量喝水，在分析用户体重时也需要考虑这个因素。

3. 有没有便秘的情况

体重不掉秤时，分析排便情况是非常有必要的。如用户有便秘的情况，宿便在肠道内不能及时排出，抵消了减掉的脂肪重量，导致客户认为自己没有瘦；另一方面肠道会反复吸收大便毒素，对健康影响很大，常见影响就是皮肤很差、气色不好、心情烦躁等。

下面是一些简单改善便秘的小方法：

① 早餐空腹喝淡盐水或者温开水 400—500ml（盐放绿豆粒大小），每日饮水量达到 2000ml 以上（医嘱不能大量饮水者除外）。

② 午餐和晚餐多吃粗纤维绿叶蔬菜，正常炒菜不要水煮。

③ 补充益生元或者益生菌，重塑肠道健康环境。

④ 早晨不要赖床，定期去厕所增强排便意识。

（四）体质因素

① 不正确的减肥方式导致身体体质下降。

用户如果尝试过很多的减肥方法，特别是不健康的减肥方式比如节食等，会导致身体素质下降，基础代谢降低。此类客户需要先设计合理的减脂食谱先调理再减脂。调理期间更多的是补充营养，因此客户一般会掉秤缓慢或者不掉秤，这类情况在有过节食史的顾客身上体现最为明显，通常体重会表现为先上升再慢慢下降，调理时间长短因人而异。

② 身体湿气重或者湿寒比较严重。

从中医的角度讲，湿气、湿寒是影响身体代谢的很大的因素。湿气入侵皮下，会影响新陈代谢水平，使脂肪的消耗效率降低，进而导致体重不下降。湿气蓄积在体内，不但会使体重增加，还会使脾运化水湿的负担加重，可能会影响肾脏的排尿功能，出现全身浮肿的情况。因此，湿气重的人减脂的同时也需要注意健脾祛湿。

（五）特殊情况

① 是否处于经期或者经期前？

部分女性在月经前及月经期会出现体重增加的现象。主要是因为在此期间身体受雌激素影响，体内的水分不易排出，从而出现生理期水肿或者体重上升的情况。

月经结束后，激素水平恢复正常，多余的水分会被代谢出去，体重自然就下降了，因此女性减脂客户不掉秤时也需要考虑是否在月经前或月经期。

② 围度是否有变化？

我们说的减肥是要减掉纯脂肪，因此减肥不等于减重，不掉秤不等于一定没有瘦。在科学健康的减脂过程中，身体的水分、肌肉、蛋白率可能会增多，会抵消减掉的脂肪的重量，所以一长一消也会导致体重不下降甚至上升，但是身体围度是会有一定变化的。因此分析用户不掉秤时，一定得结合围度或者体脂秤的数据综合来判断。

③ 减重期是否容易闹些小毛病？

身体生病时，多会优先考虑多补充营养，减少消耗，帮助疾病痊愈，因此，这时候我们容易出现短期体重不下降甚至上升的情况。所以减脂期一定要注意营养均衡，生活有规律，保持好免疫力，让自己尽量不要生病。如果用户原来就有某些疾病或者体质比较差，那就需要提前给用户做好心理疏导，给自己多点时间，边调理边减。在日常工作中很多客户很容易因为小的疾病放弃减脂，我们一般需要提前做好解释工作。

七、减肥平台期的突破方法

（一）减肥平台期的界定

很多人认为体重三四天不降就是平台期，其实这个不太准确。正常来说，按照减脂方案生活习惯、饮食打卡等配合得都很好的情况下，出现两周或者更长时间体重一直卡在一个数值甚至有时候不降反升，而且围度也没有减小，甚至还有增加就叫减肥平台期，也叫减重停滞期。平台期是身体的一种自我保护模式。

（二）减肥平台期的突破经验

1. 心态准备

一项关于减肥平台期的研究发表于 2014 年的《美国临床营养杂志》（American Journal of Clinical Nutrition）。该研究跟踪了 300 名减肥者的数据，发现有超过 80% 的人在减肥过程中经历了平台期。在我们实际服务的减肥人群中，感觉经历减肥平台期的人群比例更大。

所以，每个想要真正减肥成功的伙伴，请一定要给自己多点时间，不要中途放弃，否则很容易前功尽弃。当然，要面对煎熬的减肥平台期，我以个人减肥经验和我们服务大量用户经验告诉大家，找专业的减脂营养师指导是让我们更顺利度过减肥平台期非常好的方法。这时候一个专业人员的陪伴、鼓励、个性化方法往往比个人靠毅力自己摸索更有效。

2. 突破减肥平台期的经验

方法一：严格实行均衡饮食法。检查全天总能量和营养素摄入情况，按照均衡饮食法真正做到低脂、低盐、低 GI，足量蛋白质、膳食纤维、维生素、矿物质及水分的摄入。

方法二：调整食物种类。在保证营养充足的情况，调整食物能量的摄入，增加或减少都可能刺激新的减肥历程。比如把常吃的猪瘦肉、鸡鸭肉换成更低脂的鱼虾肉、鲍鱼海参花甲，把经常吃的相对能量高的蔬菜换成能量更低的蔬菜，反之也可以。再比如把经常吃的肉类暂停，选择很少吃的肉类，把常吃的蔬菜换成近期没有吃的蔬菜。当体重突破后再卡住，再换回原来经常吃的肉类和蔬菜。

方法三：短期调整每餐食物搭配。在保证全天食物种类和摄入量不变的情况下，比如将晚餐的肉类全部移到午餐摄入，午餐的蔬菜全部移到晚餐摄入，当体重突破后坚持几天就可以逐渐恢复到正常搭配。

方法四：采用轻断食法、16＋8 法、短期蛋白质法、短期更低碳饮食法来突破。其中轻断食法和 16＋8 法在整体饮食搭配合理、营养充足的情况，如果有效果是可以长期使用直到达到减肥目标。后两种推荐短期使用（一般 3—7 天，女性避开月经期），之后逐渐恢复到均衡饮食法。

方法五：调整运动方案。提高运动强度或改变运动方式，打破身体原有能量代谢平衡。如从日常的有氧运动改为高强度间歇训练（HIIT）或重量训练，可以激活新的肌肉群，提高代谢率。

方法六：反复审视自己吃的食物油脂、Na 盐情况。100g 常见的植物油（如金龙鱼大豆油）的能量高达 850—900kcal，这相当于 7.3—7.7 小碗米饭（1 碗 ＝100g）的能量。正常我国居民经常清炒一个蔬菜的植物油就会用到 30—40g，还有各种佐料、加工类食品中大多含有 Na 盐，如果烹饪时使用含有 Na 盐的原料或佐料太多，很容易造成体内水钠潴留，影响减重效果，进而造成负反馈，不利于坚持。

方法七：适当补充身体必需的营养素和有助于提高代谢的成分，如多种维生素、矿物质、左旋肉碱、Mct、丙酮酸钙。

方法八：考虑身体亚健康、气血差、湿气重、失眠、皮肤过敏以及一些疾病因素，先调理或者先治病再开始减肥。

综合来说，要突破减肥平台期，需要注意几点：

① 为了健康及长期效果，必须保证人体必需营养素的充足摄入。

② 需要制造能量差，打破身体原有的食物能量吸收与代谢的平衡。

③ 先调理身体再考虑减肥，或者边减边调理。

④ 正确看待减肥的速度，给自己和身体都多一点时间。千万不要为了快速减肥，较长时间过度节食，采取一些很极端的减肥方法，造成自身基础代谢下降到很低、体质很差的情况，这将让自己减肥的难度大大增加，减肥的时间也大大延长。

第五章　肠胃问题健康管理实操经验

接下来是与疾病相关的健康管理，我们挑选了实际工作中最常见的健康问题及其重要或容易忽略的知识点，希望大家能够迅速了解一些疾病常识，并且最好是可以再多研究，了解更深入，无论是服务自己，还是给用户做健康管理更得心应手。

此章节主要列举的是肠胃疾病的健康管理要点。俗话说"十人九胃"，健康管理中有胃肠疾病的用户也非常多，常见的症状有：反酸、恶心、烧心、呕吐、胃疼、肚子疼、腹胀、腹泻、唾液分泌过多、便秘等等。

一名营养师必须了解常见肠胃疾病的病理、病因、症状、常用药物、医嘱等才能专业地服务用户。在此，我们申明，健康管理不涉医，但是我们需要了解很多医学知识才能更好地服务用户。

下面，我们介绍 7 种常见肠胃问题的相关健康管理要点。

一、急性肠胃炎的健康管理要点

（一）急性肠胃炎的要点信息汇总

① 急性肠胃炎指因有害成分进入胃肠道，引起胃肠道黏膜出现急性炎症的一种消化系统常见疾病，通常表现为恶心、呕吐、腹痛、腹泻（大便

多为水样或者蛋花样）等，严重者伴随发热、脱水、电解质紊乱甚至休克等。

② 该疾病四季都容易发病，特别高发于夏秋两季，且发病无性别差异，自身胃肠功能较弱的人群患病率也更高。

③ 急性肠胃炎病因常见是细菌感染、病毒感染，其次有吃生冷、过热等刺激性强的食物；摄入有毒植物、蘑菇、外来海产品、化学毒素；服用胃肠道刺激药物、酗酒、海鲜过敏、重金属中毒等。

④ 如急性肠胃炎症状比较严重，建议及时就医，如腹泻每天超过 10次，且有明显口渴、无力等脱水症状；发烧到 38℃，有腹痛呕吐情况；腹泻出现血便、意识混乱等。

⑤ 特殊人群（如孕妇、免疫功能不全患者、肾功能不全患者）出现急性肠胃炎症状建议直接去医院就诊。

（二）急性肠胃炎的信息采集注意要点

① 是否有恶心、呕吐、腹痛、腹泻等症状？腹泻次数？

② 是否对某些食物有过敏反应、食物不耐受等？

③ 日常饮食习惯怎么样？是否规律、均衡饮食？

④ 是否有看医生？医嘱如何？

⑤ 是否有在吃什么药物（刺激胃肠道的药物）？

（三）急性肠胃炎的健康管理要点

急性肠胃炎期间，一般情况下根据自身耐受情况进行饮食，如果不会因为吃了食物而加重腹泻呕吐，可以按照过往的饮食继续，注意要定时定量、营养均衡。

如果确实吃不下东西或者正常三餐饮食会很不舒服，可以尝试以下建议：

① 暂时避免一些吃了会引起不适的食物，例如各种重调味的加工食品、浓茶、咖啡因含量过高的食品、高脂高盐饮食等。

② 少食多餐，比如每天分开吃四五顿，可以减轻恶心呕吐症状。

③ 搭配食物尽量遵循清淡、有点咸味、好消化的原则，像煮烂的肉、咸肉粥、蒸鸡蛋羹、煮软的蔬菜等都可以选择；但也不用只局限于这些，符合上面的原则即可。

④ 理论上，发病这几天，喝牛奶或者其他乳制品可能会加重腹泻、腹胀的表现。如果本身尝试过确实会加重以上症状，建议先暂停食用，一切以自己舒适为主。

⑤ 如果实在是什么也吃不下，建议遵循医生意见，看是否需要口服补液。

⑥ 只要状态有所恢复，建议尽快把饮食调整回原来的轨道，先调理身体，再重新开始减脂。

⑦ 疾病期间也可以适当补充益生元、益生菌，帮助肠道增殖有益菌群，恢复肠道菌群失衡，促进肠道健康，从而提升肠道对外来病毒、细菌的抵抗力。

二、慢性胃炎的健康管理要点

（一）慢性胃炎的要点信息汇总

① 慢性胃炎是一种慢性疾病，是指长期存在各种有害因素造成胃黏膜发生炎症或萎缩，最终导致胃固有腺体萎缩甚至消失。

② 上消化道内镜是检查、诊断慢性胃炎的最主要方法，通过内镜检查可将慢性胃炎分为非萎缩性胃炎和萎缩性胃炎。慢性胃炎临床表现缺乏特异性，大部分人群检测出胃炎但不一定会有明显症状，如有症状，一般非萎缩

性胃炎症状较轻，表现为胃胀、胃酸、消化不良等；萎缩性胃炎症状较多，例如上腹不适、疼痛、反酸、嗳气等，甚至部分会出现上消化道出血、消瘦、贫血等症状。因此，出现上述症状的用户建议到医院检查。

③ 萎缩性胃炎有胃癌的风险，发病率随年龄的增长而增加，病变的程度也随之增加，有萎缩性胃炎的用户建议遵医嘱定期进行内镜和病理组织学检查。

④ 幽门螺旋菌感染是慢性胃炎最主要的原因，其次便是饮食因素（进食过冷过热、粗糙及刺激性食物等不良饮食习惯）、胆汁反流、长期服用非甾体抗炎药和（或）阿司匹林等药物和酒精摄入。

（二）慢性胃炎的信息采集注意要点

① 是否有胃胀、反酸、上腹部不适/疼痛、嗳气（打嗝）等消化系统症状？出现症状的频率怎么样？

② 是否对某些食物有过敏反应、食物不耐受等？

③ 日常饮食习惯怎么样？是否规律、均衡饮食？

④ 是否有看医生？医嘱如何？

⑤ 是否有在吃什么药物（刺激胃肠道的药物）？

（三）慢性胃炎的健康管理要点

1. 饮食干预

① 保持一日三餐饮食均衡、规律，定时定量，细嚼慢咽，正餐吃到八分饱为宜，可形成良好的条件反射，有利于消化吸收，切勿暴饮暴食。

② 选择容易消化的食物，避免坚硬、过冷过热、辛辣等会刺激胃肠道的食物。

③ 根据用户的症状推荐饮食。

胃酸分泌正常，无任何胃肠不适的用户，以往吃过粗杂粮，可以很好接受不同种类的主食，也能较好适应膳食纤维丰富的食物。

胃酸分泌过多，经常出现腹痛、泛酸、烧心等症状，建议少吃粗糙的杂粮食物以及甜糕点、粽子、浓汤等容易产酸的食物，应适当吃一些软米饭、稀粥（小米山药粥、南瓜山药小米粥、南瓜小米粥、山药小米粥等），或者适当食用一些碱性面食如馒头、面条等，减少食物对食管和胃的刺激，并能中和胃酸，有利于炎症的恢复。

胃酸分泌较少，如慢性萎缩性胃炎，可以适当安排无糖酸奶、加醋的食物或者酸性水果（如山楂、猕猴桃、草莓等），可以刺激胃液分泌，促进消化，增进食欲。

容易胃胀、腹胀，应尽量不吃或者少吃产气食物，如番薯、芋头、大豆、马铃薯、板栗、西兰花、包菜等，这类食物产气会使胃肠道气体充盈而加重胃胀、腹胀症状。

2. 治疗幽门螺旋菌

如感染了幽门螺旋菌，建议遵医嘱进行杀菌治疗，并且定期复查，以确定是否根治，同时建议用户家里其他成员也检查一下，因为这个细菌可以通过口－口传播，一人感染，全家都可能感染。

3. 保持良好的生活习惯

戒烟戒酒，不要熬夜，避免情绪性进食及情绪波动过大。

三、消化性溃疡的健康管理要点

（一）消化性溃疡的要点信息汇总

① 消化性溃疡是指多种因素导致胃肠道黏膜被胃酸和消化酶消化而发生的溃疡，最常见的有胃溃疡和十二指肠溃疡，也会发生在食管下段、小肠、胃－空肠吻合口附近等位置。

② 慢性中上腹痛、反酸是消化性溃疡的典型症状。腹部疼痛的特征多为慢性、周期性和节律性。大多数情况下，胃溃疡的腹痛可能会发生在餐后 30 分钟左右，十二指肠溃疡则常发生在空腹时。常见并发症有溃疡大出血、穿孔、幽门梗阻和癌变，易合并贫血或营养不足。

③ 消化性溃疡的主要病因一般有幽门螺旋菌感染，非甾体抗炎药使用以及胃酸和胃蛋白酶引起的黏膜自身消化，其次还有吸烟、不良的饮食习惯、应激与心理因素等。

④ 消化性溃疡经常受到胃酸和食物的刺激，因此其发生、发展以及症状轻重与日常饮食有密切关系。例如一些食品及调味品具有刺激胃酸分泌的作用，如咖啡、浓茶、酒精、大蒜、丁香、辣椒、黑胡椒等，还有高脂、过粗糙、过咸过冷过热的食物以及不规则进食，均会加重消化性溃疡症状。

（二）消化性溃疡的信息采集注意要点

① 是否有上腹部疼、发酸的情况？出现症状的频率怎么样？

② 是否对某些食物有过敏反应、食物不耐受等？

③ 日常饮食习惯怎么样？是否规律、均衡饮食？

④ 是否有看医生？医嘱如何？

⑤ 是否有在吃什么药物（非甾体抗炎药等容易刺激胃肠道的药物）？

通过以上信息，可深入了解用户的具体情况，根据具体情况给出相关建议，对用户负责，也让后续的管理更有针对性。

（三）消化性溃疡的健康管理要点

1. 饮食干预

① 保持一日三餐饮食均衡规律，定时定量，细嚼慢咽，正餐吃到八分饱为宜，可形成良好的条件反射，有利于消化吸收，切勿暴饮暴食。

② 选择容易消化的食物，避免坚硬、过冷过热、辛辣等会刺激胃肠道

的食物。

③ 根据用户身体情况推荐膳食。

消化性溃疡急性发作或出血刚停止的用户：建议流质膳食，膳食特点是完全流体状态，或到口中即溶化为液体。建议选择富含营养且不会刺激肠胃的食物，米汤、水煮蛋、蛋花汤、藕粉、豆腐脑、牛奶等都是不错的选择。

病情已稳定、自觉症状明显减轻或基本消失的用户：建议少渣半流质膳食，膳食特点是少渣半流体状态。建议选择极细软、易消化、营养较全面的食物。除了流质食物外，还可选择虾仁粥、清蒸鱼、焖鱼、碎嫩菜叶等；主食可选择稀粥（小米山药粥、南瓜山药小米粥、南瓜小米粥、山药小米粥等）、混沌、面条等。

消化性溃疡病情稳定、进入恢复期的用户：建议选择软食，饮食特点是细软，易于消化，营养全面。除了选择除流质和少渣半流质外，还可以选择软米饭、包子、碎菜和肉类等。但仍需禁食生冷刺激、粗纤维多的、油煎炸和不易消化的食物。

2. 治疗幽门螺旋菌

如感染了幽门螺旋菌，建议遵医嘱进行杀菌治疗，并且定期复查，以确定是否根治，同时建议用户家里其他成员也检查一下，因为这个细菌可以通过口–口传播，一人感染，全家都可能感染。

3. 保护良好的生活习惯

戒烟戒酒，不要熬夜，避免情绪性进食及情绪波动过大。

四、胃食管反流的健康管理要点

（一）胃食管反流的要点信息汇总

① 胃食管反流是一种疾病，指的是胃、十二指肠内容物反流入食管、

呼吸道或者口腔（包括喉部），造成食管黏膜组织损伤以及相关并发症。

② 典型的食管内症状以"烧心感"和反流为主要表现，而食管外症状则包括哮喘、咳嗽、咽喉炎等。临床根据食管是否出现糜烂分为糜烂性食管炎（反流性食管炎）和非糜烂性胃食管反流病。

③ 胃食管反流是多种因素导致的消化道感觉运动障碍性疾病。临床可表现为典型或非典型症状以及食管外症状。不同病因和症状对膳食和营养状况的影响有所不同。

消化道蠕动较差，食管清除能力下降是由于功能性胃食管反流、精神因素、药物、腹压增大和不良膳食习惯等危险因素导致的。

消化道黏膜受损是由于吸烟、饮酒等不良生活习惯导致的器质性胃食管反流。此外，肥胖、暴饮暴食以及胃液分泌亢进等危险因素也会导致括约肌压力下降，进而引发反流。

④ 胃食管反流典型症状（食管内）包括反流、烧心。非典型症状（食管外）包括嗳气、消化不良、恶心、呕吐、早饱、腹胀、腹痛、胸痛，以及呼吸道症状如咳嗽、哮喘、鼻窦炎。此外，还有耳鼻喉症状如咽痛、声嘶、咽部异物感。

⑤ 胃食管反流的发生和发展与膳食因素密切相关，然而，它通常不会改变代谢。膳食对胃分泌功能的影响主要源自某些食品和调味品，比如常见引起强烈胃酸分泌的酒精、大蒜、辣椒、浓茶、黑胡椒、咖啡、丁香等等，它们具有刺激胃酸分泌的作用。

⑥ 膳食中的脂肪使胃排空减慢，导致食物在胃中停留时间过长，进而促进胃酸分泌，加剧食管反流。不规律进餐也会破坏胃分泌的节律，影响正常胃功能。此外，酒精直接损伤胃黏膜并消耗大量能量，导致胃黏膜营养障碍。情绪变化在进食时会加重胃功能紊乱和反流症状。牛奶中的蛋白质既促进胃酸分泌又中和胃酸，一般认为后者作用弱于前者。

⑦ 胃食管反流病的危险因素是超重和肥胖，反流性食管炎主要见于肥

胖者，腹型肥胖者更容易发生。肥胖使膈上移，导致食管高压带的松弛或消失，从而增加了反流的风险。

（二）胃食管反流的信息采集注意要点

① 什么时候出现的？是否有胃灼热、反流、吞咽困难等不适症状？

② 一周出现几次？日常饮食习惯怎么样？是否规律、均衡饮食？

③ 是否有看医生？医生诊断结果如何？

④ 是否有服用药物？医嘱怎么说的？

（三）胃食管反流的健康管理要点

1. 饮食管理

暴饮暴食、肥甘厚味、酸辣甜腻饮食方式能够诱发或加重胃食管反流。

① 饮食应以清炒、炖、煮、蒸等烹饪方式为主，少油炸、烧烤，少用胡椒粉、咖喱、薄荷等味道浓郁的调味料。

② 食材的主要选择应为新鲜、富含膳食纤维的水果和蔬菜，但避免食用有刺激性气味的蔬菜，如茴香、韭菜等等。此外，也应避免口感酸性的西红柿、柑橘、柠檬、柚子等果蔬。另外，摄入适量的蛋白质，可选择脱脂牛奶、瘦肉、蛋清、鱼虾等食物。

③ 少吃甜食、黏食（粽子、年糕、元宵等），戒酒，忌食碳酸饮料、咖啡、浓茶、巧克力。

④ 三餐饮食规律，细嚼慢咽，每餐保持在七八分饱即可。

2. 行为管理

① 饭后避免平躺、趴着，若休息宜选用坐位或半卧位姿势。

② 饭后可以做家务劳动，但避免弯腰、拖地、下蹲或搬运重物等动作。

③ 建议饭后 30 或 60min 后运动，且以散步、瑜伽等平缓运动为主。

④ 为了避免夜间食物对胃酸分泌的刺激，晚餐与入睡时间最好隔开 3

个小时以上，其次要避免餐后马上卧床休息、睡前进食等。

⑤ 改变睡眠习惯。抬高床头 15°—20°，倾斜左侧卧位，能显著减少反流。

⑥ 戒烟限酒。主要是长期抽烟会导致食管下端括约肌压力下降，同时长期大量饮酒会导致"酒精性"食管炎的发生。

⑦ 若体重超重或肥胖（尤其是腹型肥胖），建议减轻体重。减重不仅是预防和治疗胃食管反流病的重要措施，还能使心脏、血压、血糖受益。

⑧ 可以避开影响胃排空和降低食管下括约肌压力的药物，比如钙通道阻滞剂、抗胆碱能药物、硝酸甘油、茶碱等等。

⑨ 积极治疗慢性咳嗽，减少导致腹压增高的因素，避免穿紧身衣、长时间弯腰劳作、便秘、肥胖等等。

3. 随访管理

反流性食管炎的治愈标准是"症状消失、黏膜愈合"，症状消失往往要早于黏膜愈合，要定期复查胃镜，若损伤的黏膜仍未愈合则需继续服药。

五、功能性消化不良的健康管理要点

（一）功能性消化不良要点信息汇总

① 非溃疡性消化性不良，也称为功能性消化不良，指的是在胃、十二指肠部位出现的症状，但在生化学、内镜检查中没有明显的异常，其中最典型的表现为剧烈的上腹疼痛以及上腹的烧灼感。

② 目前，功能性消化不良的病因和发病机制仍然不甚明了，但多方学者的研究表明它可能与多种因素有关，如食物、化学物质、物理因素和生物因子对胃肠道局部刺激、幽门螺旋菌感染、心理因素和应激、遗传机制等。

③ 精神情志因素是引起胃肠道不适的重要原因，大部分人工作生活节

奏日益加快。过大的精神心理压力可影响胃液的分泌，同时也可能导致胃肠道收缩功能异常，进而出现消化不良症状，如腹胀和嗳气以及胃排空障碍等问题。另外，咀嚼不充分、唾液或胃酸分泌不足、长期的不规律饮食和作息、暴饮暴食或减肥节食，都可能导致肠胃功能失调。

④ 功能性消化不良的临床表现包括餐后饱胀，即食物在胃中滞留时间过长引起的不适感；早饱感，即进食时容易感到胃部充盈、无法继续进食的感觉；中上腹痛，指位于胸骨下方和脐水平以上区域的疼痛感；中上腹灼烧痛，描述为局部灼烧和热感。

此外，还可能出现其他上消化道症状，例如嗳气、厌食、恶心和呕吐等。部分患者可能同时出现下消化道症状，如腹泻和便秘等。另外，也可能出现胃食管反流症状，如胃灼热的感觉。

⑤ 在我国，幽门螺杆菌感染率以及上消化道肿瘤的发生率都相对较高。出于这个原因，推荐对初诊的消化不良患者进行及时的胃镜检查。这样可以早期发现和诊断可能存在的问题，并采取适当的治疗措施。

⑥ 功能性消化不良的预后通常是良好的。然而，需要密切注意并进行随访，因为功能性消化不良症状可能会反复或间断发作，影响生活质量。如果症状持续不缓解或出现报警症状，建议立即进行电子胃镜复查，以排除其他器质性疾病的可能性。这样可以确保准确诊断，并采取相应的治疗措施。

⑦ 心理治疗对功能性消化不良的治疗有很大帮助。事实上，大约一半以上的患者存在心理和精神因素。在必要时，抗抑郁治疗也是考虑的选项之一。心理干预治疗在当今社会在消化不良的防治中显得尤为重要。心理治疗可以帮助患者应对压力，改善情绪状态，并提升心理健康水平。

⑧ 对于出现消化不良症状的患者，特别是年龄大于 40 岁或同时伴有以下报警症状时，应及时就医并进行相关检查，以明确病因：

- 不明原因的消瘦

- 贫血

- 呕血

- 黑便

- 吞咽困难

- 吞咽疼痛

- 腹部肿块

- 黄疸

- 消化不良症状进行性加重

常见的相关检查包括胃镜检查、腹部超声、血常规、便常规、血生化等。通过这些检查可以明确病因，并采取相应的治疗措施。保持及时就医和定期体检是预防和早期发现消化系统疾病的重要措施。

（二）功能性消化不良的信息采集注意要点

① 是否有餐后饱胀、早饱感、上腹痛、上腹烧灼感、嗳气、厌食、恶心、呕吐等不适症状？这些症状出现多久了？以上都可能是与消化不良相关的重要信息。

② 这些症状一周内出现几次？日常饮食习惯如何？是否有规律且均衡的饮食？

③ 是否看过医生？医生给出了什么诊断结果？

④ 是否有服用药物？医生给出了怎样的医嘱？

（三）功能性消化不良的健康管理要点

1. 饮食管理

① 尽管功能性消化不良是一种常见的胃肠道功能性疾病，可能会导致反复发作或长期存在，并对生活质量产生影响，但需要正确认识的是它不会影响寿命。

② 平时应注意以下几点：保持良好的睡眠质量和稳定的情绪，避免熬夜，戒烟限酒。

③ 对于功能性消化不良患者，建议谨慎食用碳酸饮料、浓茶、咖啡、生冷食物、辛辣食物、烧烤和腌渍食品等。

④ 为了缓解功能性消化不良的症状，建议减少摄入不易消化的食物和刺激性食物，如大量脂肪、蛋白质、甜点、豆制品和薯类。

⑤ 建议采取少食多餐的饮食方式，细嚼慢咽，并避免暴饮暴食。

⑥ 建议少吃容易产气的食物，如牛奶、巧克力、高脂食物、高糖食物、洋葱、韭菜、年糕、粽子以及油炸食物等。此外，也可以根据个人的生活经历，避免可能导致症状发生的其他食物。

2. 预防要点

① 那些长期学习和工作压力较大、容易精神紧张的人群，应该努力减轻精神压力，以预防疾病的发生。如果已经出现了消化道症状，建议及时就医进行评估和治疗。

② 对于幽门螺杆菌感染，建议及时就医，并积极进行治疗。

③ 为了调节情绪，保持心理健康，可以采取以下措施：

• 避免悲观和焦虑情绪，尽量保持积极的态度。

• 参与集体活动，与他人交流，建立社交支持系统。

• 确保充足的睡眠，培养良好的睡眠习惯。

• 学会自我调节，例如通过深呼吸、冥想或放松来减轻压力。

• 进行适当的自我护理，包括定期休息、参加喜欢的活动、保持身体健康等。

④ 加强运动：在日常生活中增加锻炼时间，选择适合的中强度有氧运动，比如游泳、慢跑、羽毛球等。确保每次运动持续时间超过30min，并且每周进行3到5次。

六、慢性腹泻的健康管理要点

（一）慢性腹泻的要点信息汇总

1. 腹泻

腹泻指排便次数明显超过平时习惯（每天多于 3 次），粪便稀薄，含水量增加（＞85％）。大便可伴有黏液、脓血或未消化的食物。通常来说，急性腹泻病程在 2—3 周内，而慢性腹泻病程超过 4 周或者在 2—4 周内反复发作。

2. 布里斯托粪便性状分型（BSFS 大便分型法）

便秘表示为 1、2 型；理想的便型为 3、4 型，尤其是 4 型，它是最容易排便的形状；而可能有腹泻表示为 5、6、7 型。

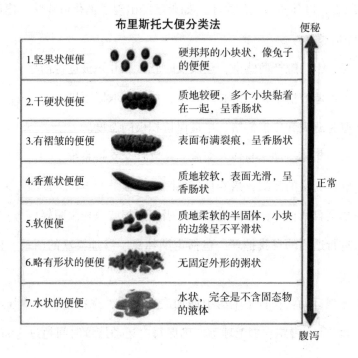

布里斯托大便分类法

			便秘
1.坚果状便便		硬邦邦的小块状，像兔子的便便	
2.干硬状便便		质地较硬，多个小块黏着在一起，呈香肠状	
3.有褶皱的便便		表面布满裂痕，呈香肠状	
4.香蕉状便便		质地较软，表面光滑，呈香肠状	正常
5.软便便		质地柔软的半固体，小块的边缘呈不平滑状	
6.略有形状的便便		无固定外形的粥状	
7.水状的便便		水状，完全是不含固态物的液体	
			腹泻

3. 慢性腹泻的分类和病因

① 根据病理生理类型不同可将腹泻分为 4 类：分泌性腹泻、渗出性腹泻、渗透性腹泻和动力性腹泻。

② 根据临床特点，慢性腹泻可分为水样泻、脂肪泻和炎症性腹泻。

③ 根据有无器质性病变，慢性腹泻可分为器质性腹泻和功能性腹泻。在慢性腹泻的病因中，大部分为功能性疾病。

功能性腹泻：大便检查无病原体，内镜检查无器质性病变。如腹泻型肠易激综合征。

器质性腹泻：腹泻症状持续，夜间活动腹泻加重，体重明显减轻，可能为器质性疾病。如糖尿病、甲状腺功能亢进症、炎症性肠炎（克罗恩病、溃疡性结肠炎等）、肝癌、结直肠癌等全身性或器质性疾病造成的慢性腹泻。

表 1　慢性腹泻的病因

分类		病因
最常见	功能性疾病	腹泻型肠易激综合征，功能性腹泻
常见	胆源性腹泻	胆囊切除术后
	饮食相关腹泻	FODMAP 饮食（低可发酵寡聚糖、二糖、单糖、多元醇饮食）诱发，乳糖酶缺乏，食品添加剂（山梨糖等）、咖啡因、过量酒精摄入
	肠道疾病	结直肠肿瘤，炎症性肠病，显微镜下结肠炎
	药物性腹泻	抗菌药物如红霉素等大环内酯类、非甾体消炎药，泻药、制酸药如氧化镁、氢氧化镁，脱水剂如甘露醇、山梨醇，缓泻药如乳果糖，降糖药如二甲双胍等
较少见	胃肠道疾病	乳糜泻，小肠细菌过度生长，慢性细菌性痢疾，阿米巴肠病，肠结核，肠道淋巴瘤，缺血性肠病，伪膜性肠炎，放射性肠炎，肠道寄生虫感染
	肝胆及胰腺疾病	慢性胰腺炎，胰腺肿瘤
	内分泌和代谢性疾病	糖尿病，甲状腺功能亢进症
罕见	其他小肠疾病	惠普尔病（Whipple 病），热带口炎性腹泻，肠道淀粉样变性，肠道淋巴管扩张
	内分泌和代谢性疾病	甲状旁腺功能低下，艾迪生病（Addison 病）
	激素分泌性肿瘤	血管活性肠肽瘤，胃泌素瘤，类癌

4. 慢性腹泻的症状

大便稀薄、次数增加或水样便，腹痛，四肢无力，口渴等。较重者还有发热、虚弱、酸中毒等临床症状。慢性腹泻会造成大量水和电解质的丢失，大量蛋白质、脂肪和糖类等营养物质未吸收就被排出体外，造成营养物质的丢失、脱水等现象。

5. 慢性腹泻的一些辅助检查

① 粪便检查：包括粪便常规（白细胞、吞噬细胞、原虫、虫卵、脂肪滴）检查、隐血试验、粪便培养、病原学检测（如艰难梭菌毒素、寄生虫及虫卵）、粪便电解质、pH 和脂肪含量、粪便钙卫蛋白检测等。

② 外周血常规和血生化：外周血常规和电解质、肝肾功能等常可提示是否存在感染、病情严重程度以及营养状态。

③ 影像学和内镜检查：如腹部超声、CT、MRT、内镜检查等。

④ 其他检查：如呼气试验、小肠吸收功能试验及降钙素、甲状旁腺激素等激素测定，均有助于原发病的诊断。

（二）慢性腹泻的信息采集注意要点

① 一天排便多少次？大便性状是怎么样的？

② 是否有肠道敏感、胃肠疾病史？是否肠胃炎发作导致拉肚子？

③ 有无看过医生？医嘱是怎么样的？

④ 饮食有无辛辣重油？有无受凉、乳糖不耐等情况？

（三）慢性腹泻的健康管理要点

1. 饮食注意

① 清淡低脂饮食：日常饮食注意清淡烹饪，禁用油炸、煎炸、爆炒等形式。当腹泻次数过多时，最好暂时不吃或尽量少吃蔬菜和水果，用鲜果汁、番茄汁代替，少渣饮食可减缓胃肠道蠕动。

② 宜选用食物：腹泻早期，可进食淡米汤、淡果汁、面汤。病情有所好转后，可转为少油、少渣的半流质饮食，以细挂面、稀粥、面片为主。腹泻停止后，则可逐渐加一些瘦嫩肉末、菜泥、软饭等。慢性腹泻者常有脾胃虚弱的表现，可以选食有补益脾胃作用的食物，如山药、扁豆、蛋类、猪肚、胡萝卜、薏苡仁等。

③ 禁忌食物：如粗粮、生冷瓜果、拌菜等；膳食纤维丰富的韭菜、芹菜、榨菜等蔬菜；坚硬不易消化的肉类如火腿、香肠、腌肉等；刺激性的食物如辣椒、酒类、芥末等；肥肉、油酥点心等高脂肪食物。

④ 对于临床怀疑或明确麦麸过敏或乳糜泻患者，需推荐无麸质饮食，如马铃薯、玉米、蔬菜、肉类、豆类、坚果、乳蛋、海鲜、米类等，或购买标示无麸质的食品，戒断含有麦麸的食物，如意大利面、比萨、啤酒、燕麦、吐司、三明治等以及酱料、面包、饼干与蛋糕等食物。

2. 调整生活方式

减少烟酒，注意休息，保证充足睡眠，避免过度劳累，多调节压力，缓解焦虑，并进行适当锻炼。

3. 预防水及电解质平衡失调

① 泡一杯淡盐水（普通食用盐即可），300—400ml，微温，便后尽快补充。

② 药店购买口服补液盐（Ⅲ最佳）冲泡后饮用。

③ 实在没有选择时，也可以饮用常温的电解质饮料/运动饮料。

4. 适当使用肠道微生态制剂

肠道菌群紊乱可导致腹泻，长期腹泻也会引起正常肠道细菌减少。益生菌（PROBIOTICS）和益生元（PREBIOTICS）能调节肠道菌群，改善肠道微生态环境，可作为相关疾病的主要治疗或辅助治疗。

5. 严重的需药物治疗

症状严重建议就医，遵医嘱进行药物治疗。

七、便秘人群的健康管理要点

因为实际服务中便秘用户特别特别多，所以我们梳理得也更细致。

中华医学会消化病学分会胃肠动力学组发布的《中国慢性便秘专家共识意见（2019)》显示，我国成人慢性便秘的患病率为 4.0%—10.0%。也就是说大约有 4900 万—9800 万成人正在受到便秘困扰。而且随着年龄的增长，便秘的患病率在逐渐升高，70 岁以上人群慢性便秘的患病率达 23.0%，80 岁以上可达 38.0%。女性慢性便秘患病率高于男性！

用户本意是要解决非便秘问题，但是我们发现用户有便秘，都会想办法帮助用户同步或优先解决便秘。因为便秘会影响整体的健康管理效果，比如便秘会严重影响减肥效果、睡眠质量、血压稳定等，同时也严重影响用户的心情。

（一）便秘的危害

① 引起肛肠疾患。便秘时，排便困难，粪便干燥，可直接引起或增加肛门直肠疾病，如直肠炎、结直肠息肉、肛裂、痔等。

② 引起胃肠神经功能紊乱。便秘时，粪便潴留，有害物质吸收可引起胃肠神经功能紊乱而致食欲不振、腹部胀满、嗳气、口苦、肛门排气多等表现。

③ 诱发心、脑血管疾病。临床上关于因便秘而用力增加腹压、屏气使劲排便造成的心、脑血管疾病发作有逐年增多趋势，如诱发心绞痛、心肌梗死发作、脑出血、中风猝死等。

④ 造成神经衰弱。便秘病人可有烦躁不安、心神不安、失眠等症状。

⑤ 引发痛经。慢性便秘女性由于长期盆腔肌肉刺激，常可引发痛经。

⑥ 性欲减退。长期便秘病人可有性欲减退，导致男子阳痿、早泄，女

子性冷淡或性高潮缺失，使性生活质量下降。

⑦ 影响容颜。便秘患者由于粪块长时间滞留肠道，异常发酵，腐败后可产生大量有害的毒素，易生痤疮、面部色素沉着、皮疹等。

⑧ 产生体臭。毒素蓄积可引起口臭和体臭。

（二）便秘的概念

接触用户时，用户经常说自己便秘，其实深入了解后并不是真的便秘。所以，解决问题前，一定是要辩证了解用户是否真的便秘、大便情况如何。

① 什么是优质的大便？（正常大便常用标准）

色：香蕉色、黄色或黄褐色。服药、食用一些有色物质会影响大便颜色。

形：香蕉形。条状不黏腻，水冲即净。

味：微臭。吃肉多气味会重些，素食者味轻。臭得难以忍受，可能有健康问题。如刺鼻酸味、烧焦味都是消化不良引起的。

重量：每天约200—300g。但也因摄食量有较大差异。

次数和习惯：每日晨起1次较佳。规律性1—3天排一次，无不适，一天排不超过3次都为正常。

对比优质大便的标准，了解用户的大便情况后，评估生活饮食、健康方面的情况，方便后续做生活饮食调整。

② 什么情况才是便秘？

便秘，也称为慢性便秘，排便次数减少（每周排便＜3次）、粪便干硬和/或排便困难（如：费力、困难、不尽感、费时、需手法辅助排便、肛门坠胀感等），这才是医学上对便秘的定义。

一天排得不通畅就说是便秘是不对的，当然这样的情况也是不正常的，需要重视。

（三）便秘的原因

便秘原因很多，很复杂，遇到一个人便秘，很难一下子明确说原因是什么。但是，当我们熟练掌握了各种原因，不断摸索尝试，大概率能找到原因，找到针对性改善方法。我们在多年服务中，遇到了大量用户的便秘问题，在营养师指导下得到了缓解，甚至完全不再便秘。

便秘原因复杂，遇到常见方法无法改善时，需不断分析其他可能原因，并且要看医生，根据诊断结果和医嘱再进行日常生活饮食的调理。

在此提醒大家，千万不要盲目自信和固执己见，认为一定是什么原因，一定用什么方法有效。不要盲目相信市面上一些宣传得神乎其神的产品，但凡听说什么产品一定有效果且安全无副作用，一定能够完全治愈便秘，都存在欺骗的可能性，需要慎重选择。营养师和用户都要辩证地看待便秘这个问题。

1. 便秘分类及原因

功能性便秘：是指饮食习惯不良、排便习惯不良、结肠功能紊乱、生活环境或习惯发生变化等引起的便秘，它可以分为结肠慢传输型便秘、出口梗阻型便秘、混合型便秘和肠易激综合征便秘。具体原因举例：

① 进食量少或食物缺乏纤维素或水分不足，对结肠运动的刺激减少，肠蠕动减弱。

② 环境改变（工作紧张、生活节奏过快、工作性质和时间变化）和精神因素等打乱了正常的排便习惯。

③ 结肠运动功能紊乱/障碍：常见于肠易激综合征，部分病人可表现为便秘与腹泻交替。

④ 腹肌和盆腔肌张力不足，排便动力缺乏，如多次妊娠。

⑤ 结肠冗长，食糜残渣经过结肠时水分被过多吸收，大便干结不易排出，多以先天为主。

⑥ 药物影响，如长期滥用泻药造成的药物依赖，停用则排便困难。

实际工作中原因②、③容易被忽略，需密切自查可能存在原因，才能找到解决方法。如我们曾遇到用户工作作息规律，有一定压力，但一放假晚起一两个小时，很放松状态，就出现便秘的情况，还有的吃了早餐必须散一会步，而不能早餐后马上投入工作。

器质性便秘：是指继发于肠内和肠外各种疾病的便秘，如肠道肿瘤、肛门及肛周疾病、各种原因导致的肠梗阻等。具体原因举例：

① 直肠与肛门病变导致排便疼痛造成恐惧排便，如痔疮、肛裂、肛周脓肿和溃疡、直肠炎等。

② 腹腔炎症或腹腔疾病，使肠道运动受到反射性的抑制而造成便秘，如阑尾炎、急性胰腺炎、胆囊炎、腹膜炎、胆石症、肾结石等。

③ 各种疾病导致肠肌松弛，排便无力，如大量腹水、膈肌麻痹、系统性硬化症、肌营养不良等。

④ 结肠完全或不完全性梗阻，如结肠良性/恶性肿瘤、克罗恩病、先天性巨结肠以及各种原因引起的肠粘连、肠扭转、肠套叠等。

⑤ 卵巢囊肿、子宫肌瘤、腹腔内肿瘤等疾病可压迫肠管，造成肠道外机械性压迫，使大便排出困难。

（四）便秘人群的健康管理要点

在此特别强调一下：很多方法都是通用的，很多人也知道，但是能够坚持的却很少，所以核心是要坚持。作为一名营养师，要督促用户坚持。

1. 器质性便秘

① 找正规医院医生。

② 遵医嘱。

③ 切勿擅自用药（如番泻叶、果导片、开塞露）以免耽误治疗或依赖。

④ 要结合解决功能性便秘的方法去改善。

2. 功能性便秘

（1）健康教育

一方面可以从便秘的危害入手，让用户一定要重视便秘这个问题；另一方面就是要给用户分析原因，让用户一定要正视自己的便秘问题，积极配合，坚持不懈。

（2）舒缓情绪

负面情绪对肠胃功能及人体各方面的疾病都会造成负面影响，所以需要保持良好心态，积极应对。

（3）营养调理：

① 晨起空腹 200—500ml 温水或淡盐水，大口大口快速喝，每日饮水量达到 1700ml 以上。（医嘱不能大量饮水者除外）

② 多吃富含高膳食纤维的食物，如芹菜、韭菜、红薯、玉米、海带、紫菜等。

③ 补充 B 族维生素的食物，促进胃肠道蠕动、调理肠胃。

④ 补充益生元、益生菌类的微生态制剂或食物，如酸奶、各种益生菌产品等。

⑤ 适量增加润肠食物，如植物油、原味坚果（每日控制在 10—15g）。

⑥ 适当吃产气的食物，如牛奶、豆制品、西兰花、莴笋、萝卜等。

⑦ 减少刺激性食物，如辣椒、大蒜、洋葱、咖喱、浓茶、胡椒等。

⑧ 规律饮食与作息，三餐食物种类和摄入量合理适量，睡眠有规律。

（4）重建排便习惯

① 餐后散步 10—15min，然后去蹲厕所 5—10min，蹲厕所时用手拿着手纸托着肛门上下运动，培养肠道敏感，增强便意。

② 排便时选择传统的蹲厕（俗称"乞丐蹲"），没有蹲厕可购买马桶凳（电商平台均可找到）。

（5）针对性运动

① 日常运动：日常每周 3—5 次，每次 30—50min 中等强度的有氧运动，不仅有利于控制体重、增强体质、调整心情，也有利于增强肠道功能。

② 坚持提肛运动：提肛运动是指有规律地往上提收肛门，然后放松，一提一松就是提肛运动。站、坐、行均可进行，每次做提肛运动 50 次左右，持续 5—10min 即可。提肛运动可以促进局部血液循环，预防痔疮等肛周疾病，对于改善便秘有很大帮助。

提肛效果最佳时间：睡觉前或起床前，躺在床上提肛 56 次，大小便后紧接着提肛 16 次；干重体力活时也要注意提肛；性生活后亦应提肛 16 次。提肛时必须要用力，提肛之后最好马上排便。

③ 腹部按摩：晨起或者餐后 1 小时大口大口喝温水（可以是淡盐水、蜂蜜水、含有益生元益生菌的水），然后顺时针揉肚子，边揉时边继续喝，揉的过程中有便意了赶紧去上厕所，如果没有便宜，揉 10min 后等待看看效果。每日可以揉 2—3 次。（喝水法适合睡前 3h 以前）

睡前不喝水按摩 10min，坚持按摩一段时间，很多人也有效果。

（6）针对性食谱

从中医角度去给用户辩证体质，然后再给建议效果更佳。

① 热结便秘（阴虚火旺型便秘/燥热型）。

特点：常见于喜欢吃辛辣刺激食物、熬夜的人群。大便干燥，不易排出，有时可以划破肛门而带有鲜血。小便黄，量少，有异味，面色发红，口唇干燥，舌细苔少发红。有时有口臭，肚子胀痛，按压时疼痛加重。多为年轻人，体质壮实。

重点：清热下火，避免熬夜，避免辛辣，饮食清淡。

建议：可以用清热下火药/茶饮（如菊花茶、金银花茶、西洋参茶）、益生元、益生菌、B 族维生素，饮食一定要清淡，避免辛辣煎烤油炸食物，不要熬夜。如果非常严重，还可以去药店咨询购买牛黄解毒片或六味能消胶囊或一清胶囊等吃几天。

② 冷积便秘（阳虚型便秘）。

特点：患者为阳虚体质，或有过食生冷食物的病史，大便间隔时间长，一般是三到五天排便一次，大便如羊屎状，量少，排出困难，小便色清量多，病人面色苍白无华，畏寒怕冷，腹部冷痛。

重点：温补脾胃，避免寒凉食物及着凉，避免熬夜。

建议：可以日常饮红茶、玫瑰花茶或桂花茶，每周睡前泡脚3—4次，有助于驱寒升阳。一定要避免寒凉食物，多喝温水。

③ 气滞便秘。

特点：这种便秘是由于暴怒生气或者久坐久卧导致，大便干燥，有便意但不排便，腹部胀痛，胸闷气短，食欲不振，常常叹气。这种便秘可以口服中药六磨汤。保持心情舒畅，常常按摩腹部。

重点：调整心态，适当运动。

建议：

可以买六磨汤茶包喝，或者自己煲枳实萝卜汤试一试，有顺气通便的作用。

一定要注意保持心情舒畅，不要给自己太大压力，避免生气。

经常饭后散步10—15min，每天抽个时间持续30min中等强度的有氧运动，比如跑步、打球、游泳、瑜伽等全身性运动。

推荐一道顺气通便的枳实虾米萝卜汤。

配方：枳实10g（中药店有卖），白萝卜、虾米适量。

制法：将萝卜200g切块，加枳实、虾米、姜片、盐、水煨至极烂加葱花、生抽调味即可。

④ 气虚便秘（体虚便秘）。

特点：主要是体质虚弱的人（多为产后、老年人、平时身体素质很差的人）容易得这种类型便秘，表现为虽然有便意，但大便排出无力，大便性质正常，不干，其人常有胸闷气短、疲乏无力、四肢困倦等表现。

重点：锻炼身体，增强体质，补中益气，服用一些润肠汤药。

建议：

一定要注意锻炼身体，增强体质，建议每天饭后散步 10—15min，每天力所能及有 30—50min 的中等强度有氧运动。

一定要坚持良好的生活饮食习惯，每餐营养摄入均衡适量，保证充足的蛋白质、各种维生素，有利于补气血，让排便有力。

可适当食用补气血产品，加快补气血，效果更佳。

可以咨询药师使用麻仁软胶囊、麻仁胶囊等针对气虚便秘者的药品。

第六章 "四高"人群健康管理实操经验

"四高"即指高血脂、高血压、高血糖、高尿酸。有的人是患有一种疾病，有的人是同时患有多种疾病。他们大多长期吃着药物，逐渐有了很多并发症；他们很多人很少去医院复查指标控制得怎么样，也同样保持着曾经的不良生活饮食习惯，随着年龄的增长，吃药越来越多，受疾病折磨越来越严重。

"四高"给我国的医疗卫生系统造成了巨大的负担，也极大地影响着患者本人及家属的生活质量，往大说会对我国社会的发展造成阻碍。然而，随着社会发展，人们生活条件越来越好，"四高"的发病率仍然在逐年增加，而且越来越年轻化。这也是为什么国家这么多年来一直越来越重视"健康行业"的原因之一。

一、高血脂与脂肪肝的健康管理要点

(一) 高血脂的重点信息汇总

1. 临床血脂检测的基本项目

① 总胆固醇（TC）。

② 甘油三酯（TG）。

③ 低密度脂蛋白胆固醇（LDL-C）。

④ 高密度脂蛋白胆固醇（HDL-C）。

其中任意一项不在正常范围内都会提示血脂异常，通常最常见的是高胆固醇血症和（或）高甘油三酯血症。

2. 两种高脂血症发病原因

（1）原发性高脂血症发病原因

① 不良生活方式，如高能量、高脂和高糖饮食、过度饮酒等。

② 大部分原发性高脂血症是单一基因或多个基因突变所致。由于基因突变所致的高脂血症多具有家族聚集性，有明显的遗传倾向，特别是单一基因突变者，故临床上通常称为家族性高脂血症。

（2）继发性高脂血症发病原因

因其他疾病或者药物所引起的血脂异常。

可引起血脂异常的疾病主要有肥胖、糖尿病、肾病综合征、甲状腺功能减退症、肾功能衰竭、肝脏疾病、多囊卵巢综合征等。

可引起血脂异常的药物有利尿剂、糖皮质激素等。

3. 人体胆固醇来源

分为外源性和内源性两大因素。其中外源性因素即从食物中获取，占20%左右；内源性因素即自身合成胆固醇，占80%左右。但是控制摄入高胆固醇食物还是非常重要的降低胆固醇的方法。

4. 高血脂的症状

患者在很长一段时间内可能没有明显的症状，很容易忽视。

高脂血症患者不一定有脂肪肝，脂肪肝患者不一定有高血脂。但是两种情况存在很大的关联性。高血脂经过饮食调理，相对来说是比较容易调节到血脂正常或者比较好地控制血脂。

（二）脂肪肝的重点信息汇总

1. 脂肪肝定义

是各种原因引起的肝细胞内脂肪堆积过多的病变。正常肝内脂肪占肝重

3%—5%，如果脂肪含量超过肝重的5%或在组织学上肝细胞50%以上有脂肪变性时，即为脂肪肝。

2. 脂肪肝的病因

① 长期酗酒：酒精是损害肝脏的第一杀手。

② 营养过剩：长期摄入过多的动物性脂肪、植物油、蛋白质和糖类。

③ 慢性疾病：高血脂、糖尿病、肝炎、甲状腺功能亢进、重度贫血等。

3. 脂肪肝类型

一般分为酒精性脂肪肝和非酒精性脂肪肝两大类。根据脂肪变性在肝脏累及的范围，又可分为轻、中、重三型，通常脂肪含量达到肝脏重量的5%—10%时被视为轻度脂肪肝，达到10%—25%为中度脂肪肝，超过25%为重度脂肪肝。

4. 脂肪肝的临床表现

轻度脂肪肝多无临床症状，患者多于体检时偶然发现。疲乏感是脂肪肝患者最常见的自觉症状，但与组织学损伤的严重程度无相关性。中、重度脂肪肝有类似慢性肝炎的表现，可有食欲不振、疲倦乏力、恶心、呕吐、肝区或右上腹隐痛等。

脂肪肝因无明显症状，很容易被忽视，或者即使有脂肪肝，人们也不重视，直到出现严重问题为时已晚。

（三）高血脂的信息采集注意要点

① 目前是什么指标偏高，有近3个月体检报告吗？

② 目前身体除了高血脂还有哪些问题？

③ 是否有用药？用药多久了？医嘱有哪些？

（四）脂肪肝的信息采集注意要点

① 什么时候诊断为脂肪肝？有近3个月体检报告吗？

② 脂肪肝程度如何？目前有何症状？

③ 是否有用药，用药多久了？医嘱是什么？

（五）高血脂与脂肪肝的健康管理要点

因高血脂与脂肪肝的健康管理要点基本相似，故一起进行总结。

总体饮食原则：控制总能量摄入、低脂低 GI、高膳食纤维、高蛋白、足量维生素与矿物质。

① 控制总能量摄入，根据体重情况，控制总能量摄入，超重及肥胖者要减重，控制体重，偏瘦者要根据医生推荐看是否需要增重。

② 饮食清淡低脂，避免肥肉、油炸食物的摄入，多用蒸、炖、煮、拌、烩等烹调方式。建议选择不粘锅炒菜，避免用动物油炒菜，若外出就餐选择低脂的做法或者油腻时过水涮一涮，尽可能减少过多油脂摄入。每日植物油用量控制在 25—30g。

③ 主食粗细搭配，用粗、杂粮、薯类等替代一部分的精白米面作为主食，以增加纤维的摄入。

注意 1：高胆固醇血症者要限制食物胆固醇，每天总摄入量少于 200 毫克。不知道 200mg 如何控制，注意忌吃或少吃含胆固醇高且生胆固醇指数高的食物，比如黄油就不要吃，鸡蛋黄一天 1 个即可，动物内脏尽量少吃或不吃。

注意 2：高甘油三酯血症者对糖类特别敏感，吃糖可使其甘油三酯含量更加增高，因此尽量少吃或不吃精制碳水（如白米、白面类主食）。

④ 每天摄入足量的蔬菜，水果优选低糖水果，每日水果摄入量控制在 200—350g。水果中含有丰富的果糖，大量果糖会加重脂肪肝。

⑤ 摄入充足的优质蛋白质，如瘦牛羊肉、鱼虾、鸡蛋、豆制品、牛奶等食物，有助于脂肪代谢。注意选择低脂肉类且烹饪方式选择低脂做法。

⑥ 少吃或不吃甜食，特别是含有精制糖的食物，如含有白糖、红糖、

水果糖、蜜糖、芽麦糖浆、果葡糖浆的食品应尽量少吃或不吃。因为过多的糖分容易转化成脂肪存储，增加血脂浓度，提高患脂肪肝的概率。

⑦ 戒烟戒酒，如果实在不能戒酒，也要注意限制饮酒。建议男性每日饮酒不超过两个标准饮品（20g 酒精），女性每日饮酒不超过一个标准饮品（10g 酒精），并尽量避免单次大量饮酒。此外，选择低度酒精饮品、适当稀释、搭配食物等方式都可以限制酒精的摄入。

⑧ 坚持身体活动或运动，有利于脂肪代谢、控制体重以及提升身体脂代谢水平。建议每周 3—5 次中等强度的运动，每次 30—50min，如慢跑、游泳、各种球类等。

⑨ 保持心情愉悦，遵医嘱定期体检。

二、高血压的健康管理要点

（一）高血压的重点信息汇总

① 当收缩压≥140mmHg，舒张压≥90mmHg 时，即为高血压。

（正常血压范围：低压 60—90mmHg，高压 90—140mmHg）

② 高血压的具体原因很复杂，但是高盐饮食、经常喝酒、肥胖都是很明确容易导致高血压的。

③ 很多人患有高血压并不知情，因为高血压在开始的几年甚至十几年没有明显症状。高血压的常见症状有：头痛、头晕、颈项疼痛、失眠、耳鸣、容易疲劳、特别容易情绪化。当然很多其他疾病也有这些症状，所以很难被发现。如果经常有这些症状，我们可以去查一下血压，尽早确定病因。

④ 由于现代人的不健康的生活饮食习惯、生活环境、压力等因素，我国高血压患者数量庞大。18 岁以上人群中，每 100 个人，就有 25—30 人患有高血压。

⑤ 一个中度肥胖（BMI > 30）的人，发生高血压的概率是体重正常者的 5 倍多。

⑥ 一些研究表明：正常情况下每减肥 5kg，血压平均下降 10mmHg，那么减肥 10kg，血压就能下降 20mmHg。所以，对于高血压肥胖者来说，减肥是非常健康有效的"降压药"。

⑦ 遇到高血压肥胖者，一定要询问是否还有其他心血管相关的疾病。是否在用药，血压控制情况如何，再做产品推荐。

（二）高血压的信息采集注意要点

① 当前的高低压数值、吃药前/后的高低压数值分别是多少？

② 目前有哪些症状？（如是否容易头晕、心慌）

③ 是否需要用药物控制，一天吃几次药？吃的什么药？

④ 除了高血压，血脂、心脏方面情况怎么样？有其他方面的疾病吗？

⑤ 医生建议血压控制指标是多少？还有哪些医嘱？

（三）高血压的健康管理要点

总体饮食原则：控制总能量摄入、低盐、低脂、高蛋白、足量维生素矿物质饮食。

1. 控制体重：肥胖者应该适当减重，有利于血压的下降，偏瘦者遵医嘱看是否需要适当补充营养和能量进行增重。

2. 低盐饮食：每日盐的摄入量是低于 5g，所以饮食一定要口味清淡。选择少盐少佐料的烹饪方式。如尽量减少烹饪用盐、味精、鸡精、酱油、酱料等含钠盐的调味品，尽量不吃咸菜、火腿、香肠等富含钠盐的食物。

3. 补充钾、钙和镁，增加膳食纤维，即多吃绿叶蔬菜，可额外补充多种维生素矿物质。

4. 保证每日充足的优质蛋白质摄入，注意选择低脂肉类以及采用低脂的烹饪方式。

常见优质蛋白食物有猪牛羊、鸡鸭鹅、鱼虾、大豆及其制品、牛奶、蛋类。

5. 戒烟限酒。酒精不仅会导致减重困难，而且会使血压难以控制，加重高血压。

6. 适度运动。

运动种类以轻柔的运动为主，比如散步、快走、慢跑、太极、交谊舞、骑车等。

运动强度一定是从低和小运动量开始，循序渐进，以自己能够承受的感觉为主。重度高血压者要遵医嘱。具体心率控制需要专业的医师进行评估后给出建议。

运动注意事项：冬季、春季早晨5—7点是脑卒中和心梗的高发时间段，所以不建议天冷、温差大的时候晨练，以下午4—5点为宜。运动时最好带好应急药物，做好应急准备。

7. 减轻精神压力，注意情绪调节，保持好心态。

8. 一定要遵医嘱用药，家里可备着血压仪，定期测一测，定期体检。

三、高血糖的健康管理要点

（一）糖尿病的要点信息汇总

① 糖尿病是胰岛素分泌不足和/或胰岛素利用障碍引起的一种主要以慢性高血糖为主要特点的代谢紊乱性疾病。

② 正常血糖应维持在空腹血糖<6.1mmol/L，餐后2小时血糖<7mmol/L。根据《中国2型糖尿病防治指南（2020年版）》，糖尿病的诊断标准如下：

表1　糖尿病诊断标准

诊断标准	静脉血浆葡萄糖（mmol/L）/糖化血红蛋白（%）
典型糖尿病症状（烦渴多饮、多尿、多食、不明原因的体重下降）	
加上随机血糖	≥11.1mmol/L
或加上空腹血糖	≥7mmol/L
或加上口服葡萄糖耐量试验2h血糖	≥11.1mmol/L
或加上糖化血红蛋白	≥6.5%
无糖尿病典型症状者，需改日复查确认	

随机血糖指不考虑上次用餐时间，一天中任意时间的血糖，不能用来诊断空腹血糖受损或糖耐量减低。空腹状态指至少8h没有进食。

③糖尿病的分型：

1型糖尿病：（胰岛素依赖型）胰岛β细胞破坏、胰岛素分泌缺乏所致，特征是胰岛功能差，需终身依赖胰岛素治疗。

2型糖尿病：（非胰岛素依赖型）胰岛β细胞功能缺陷和胰岛素抵抗所致。

妊娠糖尿病：在妊娠状态下虽出现糖代谢异常，但未达到非孕人群糖尿病诊断标准，与妊娠期进食过多、妊娠中后期激素水平改变导致生理性胰岛素抵抗等因素有关。

其他类型糖尿病：如胰源性糖尿病、内分泌疾病性糖尿病、药物或化学品相关性糖尿病、感染相关性糖尿病、遗传综合征相关性糖尿病等。

虽然糖尿病有很多类型，但2型糖尿病仍然是患病人数最多的一种。

④糖尿病在明确诊断前，大多人都不会存在身体不适，最大可能是偶尔发生低血糖的反应，主要是胰岛素高峰与血糖高峰交错导致血糖起伏较大而引起的。而糖尿病的典型症状为"三多一少"，即多饮、多尿、多食、不明原因的体重下降。（实际管理工作中现在这些症状很少，很多人属于超重状态）但糖尿病最可怕的还是它所带来的并发症。当机体长期处于高血糖

状态或发生较大血糖波动时，会造成血管、神经系统等各组织器官的损伤，可能会引起视物模糊、失明、糖尿病肾病、糖尿病足、脑卒中、心肌梗死等。

⑤ 很多人认为只要少吃甜食，就不会患糖尿病。实际上多吃少动、爱吃高碳水食物、超重肥胖（BMI≥24）、中心性肥胖（男性腰围≥90cm，女性腰围≥85cm）、家族遗传、长期用某些药物治疗等人群，都容易被糖尿病"盯"上。

⑥ 当肥胖同时伴有糖尿病，进行减脂是非常明智的选择。因为体脂过高会造成胰岛素对血糖的敏感性降低，更不利于血糖的控制。如果可以进行减脂，对血糖控制则是非常有利的。

体重减轻 5% 就可以对改善糖尿病产生实质性影响，而体重减轻 10% 可以产生下列变化：

- 减少 30%—40% 糖尿病相关死亡。
- 减少 30%—50% 空腹血糖。
- 降低 15% 糖化血红蛋白（HbA1c）。
- 降低 15% 低密度脂蛋白胆固醇（LDL-C）。
- 降低 30% 甘油三酯。

⑦ 糖尿病虽可怕，但如果可以养成健康、良好的生活习惯，是可以控制并预防。即使有直系亲属患有糖尿病，通过健康的生活习惯也可以"扭转"命运。有专家比喻，遗传因素只是装上了"火药"，是环境因素扣动了"扳机"。所以，通过健康的生活方式来改善体重和体脂，对血糖控制无疑是最有利的。

（二）糖尿病的信息采集注意要点

① 近 1—3 个月空腹与餐后 2h 血糖是否稳定？医嘱怎么说？（可以看看体检报告或了解具体的血糖稳定范围值）

② 目前有什么症状？（如是否出现头晕、乏力、手抖、心悸等）如有，一周出现频率如何？全天内什么时间段容易出现？

③ 目前是否有用药或是否出现并发症？如有，所用药物有哪些或还伴随哪些病史？

通过以上信息，营养师可深入了解用户的具体情况，再给出建议。用户本人也要关注这些内容。

（三）糖尿病的健康管理要点

总体饮食原则：控制总能量、低 GI、低脂、高膳食纤维、高蛋白、足量维生素与矿物质。

① 控制总能量摄入，肥胖者要适当减重，偏瘦者可适当增重。采用科学、健康的方法控制体重，不盲目节食也不暴饮暴食，饮食定时定量，按需摄入，有利于保持血糖的稳定。

② 每日蔬菜摄入量 500g 以上，深色蔬菜占 1/2 以上，保证足够的维生素、矿物质、膳食纤维的摄入，有利于降低餐后血糖，改善糖耐量，和降低血浆胆固醇。

③ 注意食物多样化，每日食物搭配合理、适量，保证足够的维生素和矿物质的摄入。如果摄入不足，可以额外补充多种维生素矿物质片，性价比很高。

④ 烹调注意少油少盐，清淡饮食。

⑤ 足量饮用白开水，减脂期建议每日饮水量达到 2000ml 以上（特殊疾病需控制饮水量除外），多喝水可以提高代谢，有利于减重，也有利于控制血糖。

⑥ 肥胖合并糖尿病者在减脂期最好不喝酒，酒精能量比碳水化合物和蛋白质的能量还要高，减脂期饮酒对减重非常不利。

⑦ 管住嘴，迈开腿，适当增加运动量，可选择散步、快走、骑自行车

等简单的运动方式，更有利于身体调节血糖。

⑧ 定期监测血糖，定期复查糖化血红蛋白（判断血糖是否保持稳定的指标），遵医嘱合理用药。同时要预防低血糖发生，因为低血糖很容易对脑细胞造成不可逆的伤害，所以糖尿病患者平时包里可以备着点糖果，以防万一。

四、高尿酸与痛风的健康管理要点

（一）高尿酸/痛风的要点信息汇总

① 尿酸是人体的一种代谢产物。在正常情况下，人体每天新生成尿酸600mg，排出600mg，保持着平衡状态。所以尿酸的生成有两大途径，一是自身合成，尿酸80%来源于自身体内转化，二是饮食，这一部分约占20%。

② 高尿酸血症是指在正常嘌呤饮食状态下，无论男女，非同日2次血尿酸水平超过420μmol/L。血液或组织中的尿酸超过一定的饱和度（>420μmol/L）容易形成尿酸钠结晶，并沉积在肾脏、软组织、关节等部位，诱发局部炎症和组织破坏，导致关节炎、尿酸性肾病和肾结石等，即为痛风。关节部位出现红、肿、热、痛的典型症状，可能还会伴有口干、水肿、排尿异常等不适。

③ 尿酸高的人群初期只是单纯的尿酸升高，临床上无任何不适或症状。但是无论是否有症状，都需要通过控制饮食来降低尿酸的水平，并定期监测。如果尿酸控制不理想或有持续升高的迹象，必要时需遵医嘱进行药物治疗，以预防痛风的发生。

④ 体内尿酸具体的影响因素见图1。

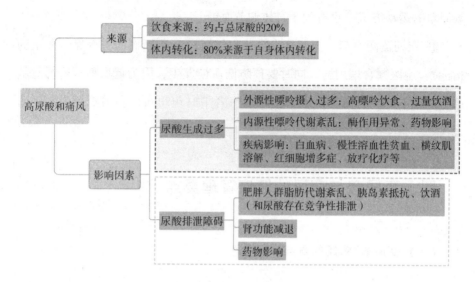

图1　尿酸来源及导致体内尿酸过多的影响因素

（二）高尿酸/痛风的信息采集注意要点

① 过往是否有痛风发作史？如有，最后一次痛风发作距离现在多久？是否会频繁发作？

② 最近一次复查血尿酸水平大概在什么范围？（有详细检查报告最佳。）是否有用药治疗？如有，所用药物有哪些？

③ 平常是否喜好甜品、饮料、动物内脏、海产品、汤品等食物？

通过以上信息，营养师可深入了解用户的具体情况，再给出建议。用户本人也要关注这些内容。

（三）高尿酸/痛风的健康管理要点

① 总体饮食原则：适宜能量、低脂、低蛋白和限制嘌呤食物，多饮水，控制体重。如果是减重者，要注意避免减重过快，以免导致机体产生大量酮体，造成竞争性抑制尿酸排泄，使得血尿酸水平升高，诱发痛风发作。

② 限制嘌呤摄入。不同时期可选用的食物见表1。

常见食物含嘌呤量及应用指南

100g食物嘌呤含量	食物种类	应用指南
高嘌呤食物 150—1000mg	内脏：牛肝、牛肾、猪肝、猪小肠、胰脏、脑 水产：凤尾鱼、沙丁鱼、白带鱼、白鲳鱼、鲭鱼、鲢鱼、小鱼干、牡蛎、蛤蜊 肉汤：各种肉、禽制的浓汤和清汤	痛风发作期禁用
中嘌呤食物 50—1000mg	肉类：猪肉、牛肉、羊肉、兔肉、火腿、牛舌、鹿肉 禽类：火鸡、鸡、鸭、鹅、鸽、鹌鹑 水产：鲤鱼、鳕鱼、大比目鱼、鲈鱼、草鱼、鳗鱼、鳝鱼、金枪鱼、小虾、鱼卵、龙虾、乌贼、蟹 干豆类及豆制品：扁豆、豌豆、黄豆、黑豆、赤豆、黄豆、四季豆、豆腐干、豆腐 谷类：麦麸、米糠、麦胚 蔬菜类：芦笋、菠菜、蘑菇	在缓解期，根据病情可每日（或每周5日）选用，建议肉类焯水后用
低嘌呤食物 <50mg	谷类：大米、玉米、米粉、小麦、大麦、荞麦、富强粉、玉米、面粉、面包、面条、蛋糕、饼干、通心粉、馒头、芋头、白薯 蔬菜类：白菜、卷心菜、芥菜、芹菜、青菜、空心菜、芥蓝、胡萝卜、黄瓜、茄子、莴苣、南瓜、西葫芦、番茄、萝卜、厚皮菜、泡菜、洋葱、葱、姜、蒜头、芜菁、甘蓝、倭瓜 水果类：橙、橘、梨、苹果、桃、西瓜、香蕉、哈密瓜等 干果类：花生、核桃、杏仁、葡萄干、栗子、瓜子 乳类：鲜奶、炼乳、奶酪、酸奶、奶粉、适量奶油 蛋类：鸡蛋、鸭蛋等 其他：海参、海蜇皮、海藻、猪血、猪皮、枸杞、木耳、红枣、蜂蜜、茶、咖啡、可可、巧克力等，各类油脂	此类食物可每日食用

注意：以上有部分食物建议减脂期不吃或少吃。

③ 多吃蔬菜。新鲜蔬菜中含大量钾、钙、镁，有利于提高尿液pH，促进尿酸排出。部分蔬菜含少数草酸，用沸水焯过可除去大部分草酸，对控制痛风和预防并发症有益。

④ 每天足量饮水，不喝饮料。奥地利风湿病和康复学会发布了《2022更新：关于痛风和高尿酸血症患者生活方式和营养管理的10项建议》，其中建议每天饮水量不低于2000ml。无论是正常体重还是减重者，都要注意充足饮水，可有效增加尿酸溶解和排泄，预防尿酸肾结石。选择白开水、淡茶水都可，但不要喝各种含糖饮料。

⑤ 禁酒。痛风风险与饮酒量呈正相关，酒精会减少尿酸排泄，导致尿酸升高。所以痛风及高尿酸血症人群一定要禁酒，尤其是啤酒和烈酒。

⑥ 适当运动。高尿酸和痛风患者不能过量运动，运动需要循序渐进，以防乳酸堆积，进而竞争性抑制尿酸排泄。

⑦ 注意保暖。梅雨季节注意手、脚、膝盖保暖，夏季炎热时注意空调温度不宜过低或少开空调，风扇不对着自己吹。晚上睡觉也要避免双脚裸露在外，做好保暖。

⑧遵医嘱用药，定期体检。

第七章　女性常见疾病健康管理实操经验

乳腺结节与增生、子宫肌瘤、月经不调、阴道炎、多囊卵巢综合征是最常见的困扰女性的疾病。然而，广大女性同胞在这方面的认知却相对较少，经常出现两种极端：一种为自己的病情过度焦虑、恐慌，乱投医，乱用各种所谓的健康产品；另一种则不重视不就医，导致治疗被延误，病情加重。

我们一直力求全方位地帮助每一位用户，一直坚持结合用户的综合情况，给予用户合理的生活饮食指导。同时用户应该就医的，一定要建议用户就医。帮助用户多了解自身疾病的常识，积极客观正视自身疾病，目的就是让其身体状况得到更好的改善。

下面，我们将挑选实践中最常用的知识点，让大家了解用户的主要问题，高效帮助用户进行个性化健康管理，其中严重的问题要建议及时就医，避免病情延误。同时，患者本人也可以学会一些实用的自我健康管理知识。

一、乳腺结节与增生的健康管理要点

（一）乳腺结节与增生的要点信息汇总

1. 乳腺增生

① 乳腺增生是一种既非炎症也非肿瘤的最常见的良性疾病。基本病

因是：

孕雌激素比例失调，导致乳腺增生过度和恢复不全。

乳腺性激素受体的量和质异常，导致乳腺增生程度不同。

催乳素升高，会影响乳腺生长、发育和泌乳功能，还会影响下丘脑－垂体－肾上腺轴功能。

② 常见症状有：乳腺肿块和周期性疼痛。最典型的表现为月经来临之前乳腺明显有胀痛，月经结束后胀痛会逐渐减轻并消失，下次月经前继续胀痛。部分患者还会出现乳头溢液、月经不规律等。病情持续时间较长且严重者，可能导致乳腺癌的发生，表现为腋窝淋巴结肿大、乳房皮肤呈橘子皮样、乳房出现酒窝样凹坑等。

2. 乳腺结节

① 乳腺结节广义上泛指乳腺的包块，也称乳房肿物、乳房肿块。乳腺结节不一定都是乳房肿瘤，腺体可能是正常的，也可能是良性的或者是肿瘤，多数是良性的，少数会恶性病变。通过专业的影像学评估可以明确。

② 乳腺结节的成因尚不明确，可能因乳房发生感染或损伤，或内分泌激素水平紊乱、环境因素、基因突变等造成乳房内细胞发生非癌性或癌性生长，进而出现结节的症状。

③ 症状：因良恶性质不同，结节的特征有所差异，但不是所有人的乳腺结节都可触及。

典型良性症状：常为单侧或双侧多发性结节，一般结节轮廓清晰、活动性良好、与皮肤无粘连、生长速度较慢，部分结节件有周期性胀痛或触痛，于月经前期发生或加重，月经来潮后减轻或消失。

典型恶性症状：常为单侧单发性结节，一般结节边界不清、质硬、活动度差、常与皮肤粘连、生长较快、无明显痛感，部分结节伴有乳头溢液、乳头凹陷等。

（二）乳腺结节与增生的信息采集注意要点

1. 乳腺增生

① 询问症状，什么时候出现的？是否有月经前胀痛或乳头溢液等明显不适症状？

② 是否有看医生或超声学影像检查？

③ 医生诊断结果如何？医嘱怎么说的？

2. 乳腺结节

① 询问症状，什么时候出现的？是否触摸到乳房肿块？肿块什么时候发现的？或是否有乳房持续胀痛、乳头凹陷等不适症状？

② 是否有看医生或超声学影像检查？

③ 医生诊断结果如何？医嘱怎么说的？

通过以上信息，可深入了解用户的具体情况，最后对应给出相关建议，对用户负责，也让后续的管理更有针对性。

（三）乳腺结节与增生的健康管理要点

1. 乳腺增生健康管理要点

① 食物应多样。日常饮食要三餐合理，包含蔬菜、水果、禽肉类、蛋奶制品、水产类、大豆及坚果制品，主食粗细搭配，可选择全谷或谷薯类。

② 饥饱要适当，不要暴饮暴食。

③ 食盐、油脂要适量。

④ 保持乐观开朗心情，及时缓解压力，不随意发脾气。

⑤ 定期体检。

2. 乳腺结节健康管理要点

① 饮食注意：高脂高糖的食物、情绪易怒都容易导致激素水平紊乱，因此不宜吃高脂的食物，还要注意情绪的管理。

② 进行规律运动。肥胖人群发生该病的概率更大，应注意控制身体质量指数（BMI）在 18.5—23.9 之间。

③ 改善生活环境和心态：可以多交友、改变自己的心态，减轻自己的生活压力。

④ 定期检查，如果原有乳腺相关疾病，应遵从医嘱提高检查频率。

二、卵巢囊肿的健康管理要点

（一）卵巢囊肿要点信息汇总

① 卵巢囊肿是妇科常见疾病，可发生于任何年龄段，以育龄期最为多见，且多为良性，一般分为生理性囊肿和病理性囊肿。生理性囊肿多会自行消失，定期遵医嘱检查即可。病理性囊肿，多见于绝经后新出现的囊肿，则要特别注意，直径达到 5cm 以上建议采取手术治疗。

② 从西医角度来说，目前卵巢囊肿的病因及发病机制仍不明确，但有研究表明卵巢囊肿的发病与环境、饮食、内分泌、炎症、遗传等因素有关。

③ 从中医角度来说，卵巢囊肿的原因主要是气滞、血瘀、脾虚痰湿、毒热、情志不遂等，所以中医角度的治疗多为理气行滞、益气活血、软坚散结、扶正祛邪、提高机体免疫力、保持心情愉快。

④ 根据经验，卵巢囊肿患者有一半以上是肥胖患者。因为肥胖会导致内分泌紊乱，内分泌的紊乱会过度刺激卵巢，引起囊肿的发生，所以肥胖人群患卵巢囊肿的概率也会比较大。

⑤ 卵巢囊肿体积较小时，不会有明显不适，但是随着囊肿增大，患者一般会有所感觉，会出现腹部有肿块（腹围增大）、腹痛、下腹坠胀等情况，同时还可能伴有月经不调。

⑥ 临床上卵巢囊肿一般无明显症状，医生会进行观察，如果囊肿自行

消失不需要治疗；体积较小者，医生根据情况会给出药物治疗；如果囊肿持续存在或者增大，有恶变风险（如绝经后妇女出现卵巢囊肿）或者发生破裂、扭转时，需要手术治疗，总体来说不用太担心，但是不可大意，遵医嘱即可。

⑦ 肥胖合并病理性卵巢囊肿不仅会导致月经不调，还可能会出现不孕不育等情况，所以一定要减肥，通过健康饮食干预并且遵医嘱治疗，治疗效果会更明显，也有助于提升怀孕概率。

（二）卵巢囊肿信息采集注意要点

① 什么时候出现的？是否有月经不调、腹部下坠疼痛等不适症状？

② 是否有看医生？

③ 医生诊断结果如何？囊肿多大？是生理性囊肿还是病理性的？医嘱怎么说的？

④ 是否生育过？近期是否要孩子？

（三）卵巢囊肿的健康管理要点

① 饮食干预。饮食清淡，避免辛辣刺激食物，不要吃过热、过冷、过期变质的食物，不要吃受污染的食物，注意忌口：牛肉、狗肉、鹅肉、羊肉、黑鱼、鳗鱼、河虾、蟹、韭菜、芒果、荔枝等"发物"。

② 定期复查。如果刚发现卵巢囊肿，囊肿体积比较小时也不能忽视病情，需要按医生规定的时间做好定期复查，观察囊肿是否有长大的趋势；另外，不管是药物治疗期间还是手术后，都需要注意定期复查，观察囊肿是否有消失、变小或者手术后是否有复发的情况。

③ 一定要保持良好的心态，避免不良的情绪导致脏腑失调，引发疾病；同时保持充足的睡眠以及适当锻炼，提升代谢，预防疾病。

三、子宫肌瘤的健康管理要点

（一）子宫肌瘤的要点信息汇总

① 子宫肌瘤是女性最常见的一种良性肿瘤，主要是由子宫平滑肌细胞增生而成。

② 子宫肌瘤目前发病原因尚不明确，但大量研究表明，子宫肌瘤的发生与雌激素、孕激素密切相关。常见于已婚妇女、性生活不协调、情绪不稳定的妇女。短期的雌激素作用可造成子宫内膜增生，长期则易发生子宫肌瘤，而孕激素则会促进子宫肌瘤的生长繁殖。此外，年龄、肥胖、遗传、流产、饮食、生活习惯等也是子宫肌瘤发生的相关因素。

③ 肥胖会引起代谢紊乱，导致体内激素水平分泌异常，会增加患子宫肌瘤的风险，所以减肥不仅有利于预防子宫肌瘤，也有利于子宫肌瘤患者的康复。

④ 子宫肌瘤的症状一般不明显或者少有，主要表现为月经不调、下腹部有包块、白带增多、压迫症状、腰酸背痛等。如果发现有这些症状，应该予以重视，以免病情加重影响治疗效果。

⑤ 中医认为子宫肌瘤的发病原因有多种，有实验表明，情志因素（即心情不好，抑郁）是导致子宫肌瘤的危险因素之一。肝气不能及时疏泄，引起脏腑功能失调，气血不畅，时间久了形成肌瘤。生活不注意被寒湿侵袭，导致气血瘀滞，或者过食生冷食物，脾胃功能受损，络脉不通，阻遏气机等也会诱发子宫肌瘤，因此中医通常以活血化瘀、疏肝、软坚散结或者健脾和胃、补养气血来治疗子宫肌瘤。

（二）子宫肌瘤的信息采集注意要点

① 目前有什么症状？什么时候出现的？是否有月经不调、下腹部包块、

白带增多等不适症状？

② 医生诊断结果如何？医嘱怎么说的？（可以看看体检报告）

③ 是否生育过？近期是否要孩子？

（三）子宫肌瘤用户体重管理要点

子宫肌瘤绝大多数为良性，且子宫肌瘤的恶变（即肉瘤变）率很低，不到1%。但子宫肌瘤剔除术后仍有复发的可能，加上子宫肌瘤的病因不明，因此子宫肌瘤的预防与护理显得尤为重要，能够有效减少肌瘤的发生。

在一般人群的体重管理基础上，主要注意以下几点：

① 合理饮食、均衡营养。要避免食用辛辣刺激、烟熏烧烤、腌制、罐头等不健康食物，因为这些容易诱发或加重子宫肌瘤。要避免营养素不均衡或者缺乏的现象，因为这些容易导致子宫肌瘤复发。

② 注意自我情绪调节。子宫肌瘤的发生与女性负面情绪有直接关联。根据经验，大部分子宫肌瘤用户因为月经、腰酸、白带等问题的困扰，情绪起伏不定，甚至抑郁，营养师一定要注意帮助用户调节情绪。

③ 养成健康的生活习惯。抽烟、作息时间混乱都是导致子宫肌瘤发生的重要原因，所以一定要规律作息，避免抽烟饮酒。

④ 注意避孕，严防人流伤害。子宫肌瘤的发生与人流次数呈正相关性，采取积极有效的避孕措施显得尤为重要。

⑤ 经期注意外阴清洁。

⑥ 如子宫肌瘤导致经期月经量比较大，需要注意补铁，多食用红肉、动物肝脏、动物血制品等，可避免出现缺铁性贫血。

四、月经不调的健康管理要点

月经不调（不正常）关系到女性的健康问题、生育问题，所以每个女性都非常重视自己的月经问题。下面简单介绍女性月经不调的常用相关知识，有兴趣者可以通过各种资料进一步研究，深入了解。

（一）正常月经与月经不调的要点信息汇总

1. 月经周期的计算

从这次月经的第一天开始，到下一次月经来的前一天，这是一个完整的月经周期。

注：很多女性会把月经周期与经期长度混淆，所以当用户说自己月经周期很短时要特别了解用户表达的到底是什么。

2. 正常月经的表现

月经是否正常，从以下四个方面来考虑：

① 月经周期。月经周期的长短，取决于卵巢周期的长短，平均为 28 天，推迟或延后不超过 7 天，因人而异，也有 23—45 天甚至 3 个月或半年为 1 个周期。只要有规律，一般都属于正常月经。

② 经期长度。经期长度只要小于或等于 7 天，则属于正常。

③ 出血量。《异常子宫出血诊断与治疗指南》（2022 版）指出，经期出血量是否正常，根据个人感受来诊断。如果自觉月经量存在过多或过少的情况，经量多但不影响生活质量，或月经不成点滴状，也属于正常；

④ 月经颜色。经血颜色呈暗红，初始较浅，量多时色较深，将净时渐淡。经血稀稠适中，不凝固，无血块无臭气。

3. 月经不调

月经不调虽不属于疾病，但也是女性很常见的临床表现之一，指月经周期、经期长度、出血量出现异常，包括月经提前、月经推迟、经期忽前忽后、月经期过长或过短、经量过多或过少、闭经、崩漏等。

但在服务过程中，很多用户对月经的表现容易存在错误的认知，误以为自己月经不调，经过深入了解后，可能发现该用户的月经属于正常表现。所以作为营养师，不能盲目听信所接收的讯息，要有探究问题和负责任的精神，并保持自己的客观判断。

（二）月经不调的主要七大原因

① 饮食不当或节食。饮食不当造成营养失衡，会影响性激素分泌和子宫内膜的生长。而过度节食造成体内大量脂肪、蛋白质被耗用，致使雌激素合成障碍而明显缺乏，这都会影响月经来潮，甚至造成月经稀发或闭经。

② 寒冷刺激。女性经常贪凉受寒，会使盆腔内的血管收缩，导致卵巢功能紊乱，可引起月经量过少甚至闭经。

③ 作息紊乱、熬夜。作息不规律、经常熬夜，导致身体不能得到充分休息，机体新陈代谢和各系统健康都会受到影响，当生殖系统的健康被影响，月经自然也出现异常。

④ 不良情绪。长期的负面情绪可导致月经失调或痛经，闭经。

⑤ 吸烟或被动吸烟。研究证明，烟草中的尼古丁可使女性卵巢受到毒害，使成熟卵母细胞减少，性激素分泌异常，进而导致月经周期的异常。通过病例研究发现，被动吸烟组女性痛经发生率高于非吸烟组。

⑥ 滥用抗生素。抗生素可能抑制人体自身的抵抗力，导致机体功能失常，反而加剧月经失调的情况。

⑦ 疾病因素。以下疾病都有可能造成月经不调的发生：

病理性盆腔积液并发盆腔瘀血者。

卵巢功能损害或早衰。

输卵管阻塞。

子宫内膜异位症、卵巢囊肿、子宫肌瘤、多囊。

催乳素过高、孕酮低等等。

如果偶尔一次月经不调，其他时间又恢复正常，其实并不用担心，可能只是一些偶然因素（如生活不规律、情绪压力大等）造成短期的月经异常，并不影响健康，也不需要看医生。营养师需要更关注和引导用户重视日常生活的规律性，保持平和的情绪，学会释放压力等。

如果连着3个月都出现月经不调或月经不调表现严重（如月经整个月都不来、一直不停且经量明显增多），则应尽快就医排查原因。此时，用户一般都会比较焦虑或恐惧，营养师一定要安抚用户，给予用户鼓励和陪伴，帮助用户度过艰难的等待期或治疗期。

（三）月经不调可能要做的检查

本书仅罗列可能需要的相关检查，具体要做哪些检查，根据个人实际情况，遵医嘱即可。

① 内分泌测定（常见的是激素六项、甲状腺激素检查）。这是遇到用户提到自己月经不调，我们都要问的问题，也是优先建议的检查。

② B超检查，反映子宫、卵巢及盆腔情况。

③ 细胞学检查，检查卵巢功能及排除恶性病变。

④ 活组织检查，确定病变的性质，多用于肿瘤的诊断。

⑤ X线检查。

⑥ 宫腔镜或腹腔镜检查。

⑦ 酌情做肝、肾功能及血液系统的检查；必要时做染色体检查。

（四）月经不调的生活饮食建议

① 饮食均衡。摄取优质蛋白质，有助于改善身体素质。

② 少食辛辣食物。刺激性大的辛辣食物，如花椒、胡椒等，会刺激血管扩张，易导致经血量过多或痛经。

③ 不贪凉。日常注意保暖，不过多食用生冷食物。尤其月经期饮食生冷，一有碍消化，二损伤人体阳气，导致内寒产生，可使经血运行不畅，造成经血过少甚至痛经。

④ 保持作息规律。不熬夜，作息规律。《2022 中国作息报告》指出，现代医学普遍建议在晚上 11 点之前入睡，从中医的角度讲，夜间的睡眠可以让五脏进行修复，只有在午夜子时（晚上 11 点至次日 1 点之间）之前入睡，才可以保证肝血得到充养。如果是倒班人群，保持作息时间的规律，有连续七八小时睡眠时间且睡眠质量有保障也可。

⑤ 保持好心情。不要大喜大悲，尽量保持愉悦的心情，学会释放压力。可以通过培养爱好转移注意力，也要适时找人倾诉、寻求帮助。

⑥ 控制体重。体重过大过小都会影响激素分泌，影响月经。所以要通过良好的生活饮食习惯控制体重，可适当配合运动一起控制。

⑦ 适当运动。平日可以做强度不高的运动，如散步、做操、骑自行车、快走等，帮助改善身体机能，强健体魄。经期也可做少量运动，但要注意避免高强度运动及增加腹压的运动。

⑧ 不吸烟、少喝饮料。减少烟对生殖系统的影响。同时避开奶茶、汽水等高糖高能量饮料，以免发胖，影响月经。

五、阴道炎的健康管理要点

（一）阴道炎要点信息汇总

① 阴道炎发病大多与病原体感染、激素水平、外部的刺激等因素有关，容易反复发作，若不及时发现治疗，将严重影响女性生活和健康。

② 阴道炎是最常见妇科疾病，各年龄段都有发病可能。主要病因有：

阴道因与尿道、肛门相邻，容易局部受潮湿且受污染。

性活动、分娩、宫腔操作等都是要经过阴道，因此阴道损伤或病原体感染容易出现。

婴幼儿时期、绝经后的女性雌激素水平低，抵抗力降低，也易发生感染。

③ 中医认为，阴道炎的发生与多种因素有关，主要有湿热、寒湿、气滞、血瘀等。

④ 阴道炎是容易反复发作的，尤其是居住在阴暗潮湿、衣服比较难晒到太阳的环境或者人体免疫力下降时就容易中招。

⑤ 临床上常见阴道炎的类型、阴道分泌物特点、症状：

类型	阴道分泌物特点	症状
细菌性阴道炎	灰白色、稀薄、气味难闻，有鱼腥味	可能伴有瘙痒、灼热、疼痛等不适症状
念珠菌性阴道炎	乳白色、干燥、类似豆腐渣	可能伴有剧烈的瘙痒和阴部疼痛不适症状
滴虫性阴道炎	黄绿色、泡沫状、量多且气味较重	可能伴有瘙痒、疼痛、排尿困难等不适症状
支原体感染和淋病性阴道炎	一般不会导致阴道分泌物明显变化	可能伴有尿道分泌物、尿频、排尿疼痛等泌尿系统症状。

⑥ 滴虫性阴道炎、支原体感染和淋病性阴道炎，都具有传染性，性伴侣需要一同治疗，治疗期间避免同房。

（二）阴道炎的信息采集注意要点

① 什么时候出现的？是否有阴道分泌物增多、瘙痒、灼热等不适症状？

② 是否有看医生？

③ 医生诊断结果如何？是哪种类型的阴道炎？医嘱怎么说的？

④ 是否患过阴道炎，是否长期服用抗生素，激素类药物？

通过以上信息，可深入了解用户的具体情况，最后相应给出相关建议，对用户负责，也让后续的管理更有针对性。

（三）阴道炎的健康管理要点

① 饮食管理：饮食宜清淡而富有营养，增强机体的抗病能力；同时应忌食辛辣刺激食品，以免酿生湿热，招致外邪。

② 生活方式管理：

注意个人卫生，勤洗换内裤。

不与他人共用浴巾、浴盆。

少穿紧身牛仔裤，不穿化纤或尼龙织品的内裤。

治疗期间停止性生活，或用避孕套防止交叉感染。

月经期间宜避免阴道纳药及盆浴。

③ 日常病情监测：阴道炎患者在日常用药治疗过程中，要及时监测用药效果，观察症状是否缓解，同时注意药物不良反应，若症状一直不缓解，或有加重趋势，须及时就医咨询。

六、多囊卵巢综合征的健康管理要点

减肥和备孕人群的健康管理中，我们会遇到大量多囊卵巢综合征（PCOS）患者，简称"多囊患者"。这是育龄女性常见的以生殖障碍、内分泌异常、代谢紊乱等为特征的一组临床综合征，患病率约为5%—10%。很多女同胞一听到自己患有这个疾病会特别担心，但我们只要正视、了解这个疾病，遵医嘱积极配合治疗，加上生活干预，可以让身体恢复到比较好的状态。

（一）多囊卵巢综合征要点信息汇总

① 多囊卵巢综合征（PCOS）是妇科常见的内分泌及代谢性疾病，以稀发或无排卵、雄激素过高为临床或生化表现，常伴随卵巢多囊形态、胰岛素抵抗、肥胖、多毛、痤疮等特征。

② 发病原因不明确，但大量研究表明，是遗传因素和环境因素共同作用的结果。因为多囊卵巢综合征具有明显的家族聚集性，所以患有多囊的女孩，也可以了解一下母亲和姐妹是否患有同样的疾病，有的话也建议特别

注意。

③ 有研究表明，多囊卵巢综合征和超重、肥胖是正相关的，女性患者中有 50%—70% 属于肥胖体型，而超重和肥胖的女性发病的可能性也会有所增加。同时，肥胖也会加重胰岛素抵抗，导致高胰岛素血症，促进病性恶化，进而陷入恶性循环，所以多囊人群进行体重管理是很有必要的。

④ 无排卵性不孕妇女中约 70% 为 PCOS 患者。

⑤ 多项研究表明，多囊患者合并超重或肥胖，体重减轻 5%—10% 后可降低血液中胰岛素水平，性激素结合蛋白及胰岛素样生长因子结合蛋白含量提高，循环雄激素水平下降，进而有效恢复排卵及规律月经周期，对提升妊娠率有很大帮助。

⑥ 多囊是一种终身性疾病，无法治愈，只能对症治疗，可通过药物干预和生活方式干预来改善生活质量，效果较好，也可以正常怀孕，对生活无任何影响；如不做好控制，不仅会越来越胖，而且容易引发其他疾病（如子宫内膜癌、糖尿病、高血脂等）。

⑦ 如果用户在用药调理月经，一定要告知用户不要太担心（很多用户担心药物副作用大，会擅自停药），要遵医嘱用药，药物的副作用远不如不来月经对身体造成的危害大。

（二）多囊卵巢综合征信息采集注意要点

① 医生诊断结果如何？（可以看体检报告）

② 目前月经多久来一次？是否规律？是否有在吃药调理？是什么药物？

③ 是否生育过？近期是否要孩子？

（三）多囊卵巢综合征的健康管理要点

《多囊卵巢综合征中国诊疗指南》中提到：对合并超重或肥胖的多囊患者来说，生活方式干预是 PCOS 患者首选的基础治疗方式。美国妇产科医师学会（ACOG）发布的《多囊卵巢综合征：诊断与治疗》指出：减轻体重可以改善多囊卵巢综合征患者的生殖健康，包括恢复月经和排卵功能等。生活方式干预包括饮食控制、运动和行为干预，如医生建议药物治疗，遵医嘱。

在一般人群的体重管理基础上，主要注意以下几点：

1. 饮食原则

按照一般人群的减肥饮食原则即可，控制能量摄入，低脂低 GI 饮食，补充优质蛋白和不饱和脂肪酸，充足饮水，戒烟限酒。

2. 营养素补充

可以适当补充维生素 D，有研究表明，大部分多囊患者存在维生素 D 缺乏的情况，部分多囊患者补充维生素 D 后，可以改善 PCOS 患者胰岛素抵抗及肥胖等症状，并提高了生殖能力。

3. 尝试力所能及的运动

运动配合健康饮食和良好作息，可帮助控制体重、阻断高雄激素—高胰岛素—雄激素增高的恶性循环，有利于排卵率和月经规律周期的恢复。

4. 学会减压

过高的压力会导致卵巢功能减退，使多囊卵巢综合征进一步恶化。所以建议营养师要特别注意帮助用户调整心态，用户本身也要做好自我调节，积极去应对疾病，往好的方向去努力。

5. 用药注意

多囊卵巢综合征无法痊愈，只能通过维持体重以及药物干预来稳定、控制病情。如果月经一直不来，医生会开药帮助调理月经。

这时请注意，使用这些药物的副作用远不如不来月经对身体造成的危害大，所以切勿擅自停用药物，一定遵医嘱，定期复查。

第八章　甲状腺功能问题的
健康管理实操经验

甲状腺功能异常也是健康管理中经常遇到的一类用户群体。这些用户本意来咨询减肥、孕前健康准备、体质调理等其他问题，结果我们发现他们同时伴有甲状腺功能问题或者是服务中判断他们存在甲状腺功能问题，建议赶紧去就医时被确诊。而实际很多人对甲状腺功能异常并没有很重视，主要表现有：

① 不清楚针对自己的疾病应该注意哪些生活饮食习惯。

② 不能够遵医嘱定期复查。

甲状腺功能异常对健康的影响非常大。甲状腺是一个位于颈部的腺体，负责生产和释放甲状腺激素，这些激素对人体许多关键生理过程，如新陈代谢、心率、体温、神经系统和生育系统的功能等，都有重要的作用。甲状腺激素分泌异常，则很难减肥、备孕、调理体质等。

一、甲状腺肿大的健康管理要点

（一）甲状腺肿大要点信息汇总

1. 定义

甲状腺肿大是指甲状腺上皮细胞良性增生所致的甲状腺体积增大和质量

增加。甲状腺肿在我国很常见，随年龄增大患病率增加，女性是男性的3—5倍。

2. 分类

非毒性甲状腺肿：也称单纯性甲状腺肿，即常说的大脖子病，常由于缺碘导致甲状腺素分泌不足，一般不伴有甲亢、甲减及其他并发症。

毒性甲状腺肿：指血液中甲状腺素过多，一般伴有甲亢。

3. 病因

碘缺乏和碘过量均会导致甲状腺肿大。除此之外，甲状腺肿大还与遗传、自身免疫及炎症反应有关。另外甲状腺结节、甲亢、甲减等都可能会表现为甲状腺肿大。

4. 地方性甲状腺肿

导致地方性甲状腺肿的最常见原因是碘缺乏，这与当地水、土、食物中的碘含量有密切关系。自从1996年起，我国立法实施普遍食盐碘化后，使此病患病率明显下降。另外，在妊娠期、哺乳期和青春期等特殊时期，因身体对碘需要量增加也可以出现代偿性甲状腺肿，一般可以自愈。

5. 甲状腺肿与肥胖的关系

一般来讲，单纯性甲状腺肿不伴有甲状腺功能异常，对于肥胖没有太大影响。如果伴有甲状腺功能异常，如甲状腺肿合并有甲亢、甲减等，则与肥胖有密切关系，甲亢易消瘦、甲减易肥胖，主要是因为甲状腺激素的过多和缺乏会影响脂肪和血糖代谢。

6. 临床症状

大部分甲状腺肿大一般无临床症状，中、重度可表现为脖子变粗，中度还可能会触诊到结节，重度可能产生压迫症状，如气管受压可出现咳嗽、气促、吸气性喘鸣、气管偏移、狭窄甚或软骨软化；食管受压出现吞咽困难；喉返神经受压表现声音嘶哑；胸骨后甲状腺肿可使头部、颈部和上肢静脉回流受阻，甚至导致晕厥。

7. 治疗

大部分甲状腺肿一般无需治疗，明显肿大者可应用左甲状腺素，有压迫症状者可选择手术。适当补碘可防治地方性甲状腺肿。

（二）甲状腺肿大信息采集注意要点

① 什么时候发现的？

② 目前有什么明显症状吗？医生诊断属于轻度、中度还是重度？

③ 除了甲状腺肿大，还有其他甲状腺问题吗？（如：甲亢、甲减）

④ 目前有吃什么药物吗？目前医生还有哪些建议？

⑤ 目前医生建议多久复查呢？

（三）甲状腺肿大的健康管理要点

甲状腺肿大的健康管理需要根据客户甲状腺肿大的原因来给出相关建议，因此了解客户肿大的原因非常有必要。

1. 饮食干预

① 碘缺乏引起的甲状腺肿：需确保平时摄入足够的碘，可适当食用加碘盐、海鲜和海藻等食物。具体选择有：海带、紫菜、海藻、海蜇、裙带菜、昆布、柿子、牡蛎、龙须菜、淡菜、海参、海虾、带鱼、乌贼鱼、银鱼、鲳鱼等等。

② 碘摄入过量引起的甲状腺肿：避免过量摄入碘，具体措施为避免食用加碘盐、贝类、海藻和碘补充剂等。

③ 合并甲亢、甲减的甲状腺肿：遵循甲亢、甲减的饮食原则。

④ 避免辛辣刺激性食物：治疗疾病期间，一些辛辣刺激的食物要尽量避免，如辣椒、生姜、茶、咖啡、烟酒等会刺激交感神经，使神经系统处于兴奋状态，不利于甲状腺肿大患者的病情。

⑤ 避免长期大量食用可致甲状腺肿的食物，如卷心菜、木薯、大豆、

萝卜、白菜、芥蓝、榨菜、萝卜等。

⑥宜多吃具有消结散肿作用的食物，包括菱角、油菜、芥菜、猕猴桃等。

⑦宜多食用含蛋白质丰富的食物，如羊奶、牛肉、牛奶等，并且保证新鲜蔬菜水果的补充，均衡营养，增强体质，有助于病情的恢复。

2. 日常护理

①生活起居有规律，合理安排每天的工作或学习，注意休息，避免劳累。

②保持情绪稳定，避免精神负担过重，以免加重病情。

③保持适当运动可以有效地提高免疫力，可以选择散步等比较舒缓的运动。

④注意保暖，不要着凉。甲状腺肿大患者抵抗力相对较低，要注意避免着凉，以免引起感冒、风湿、肌肉痉挛等。

⑤尽量穿宽松的上衣，少戴领带、领结、项链等颈部装饰品，避免加重压迫症状。

二、甲状腺结节的健康管理要点

（一）甲状腺结节要点信息汇总

1. 症状

大多数甲状腺结节本身并不会引起症状，除非它们变得足够大以至压迫周围组织，或者影响甲状腺激素的产生。

常见症状：

①颈部隆起，颈部前方有肿块。

②有压迫症状：喉咙痛、咽喉不适、声音嘶哑、呼吸困难或吞咽

困难。

③ 心慌、失眠、多汗、体重下降。

2. 检测

超声检查只能推测结节恶性的概率，最终确诊需要依靠穿刺细胞学检查或者切除病理学检查。

3. 治疗

多数良性甲状腺结节不需要治疗，只需定期随诊。

一般情况：

① 对于初次检出甲状腺结节的患者，建议在3—6个月后进行复查，随后根据身体实际情况，每6—12个月进行超声复查。

② 如果存在可疑恶性结节，应缩短随访间隔，提高复诊频率。

③ 高度怀疑恶性结节者应尽快进行超声引导下的甲状腺细针穿刺病理学活检（FNAB）。

④ 有压迫症状的患者，可以选择手术治疗。甲状腺功能正常的增生性结节或结节性甲状腺肿，可以尝试使用左甲状腺素治疗，如果治疗6到12个月后无效，应停止药物治疗。

⑤ 有功能性热结节的患者，可选择放射性碘治疗、抗甲状腺药物治疗或进行手术治疗。

（二）甲状腺结节信息采集注意要点

① 这个情况有多久了？

② 目前有哪些不适症状？是否有心慌、失眠、多汗、体重下降、喉咙痛、咽喉不适等症状？

③ 目前医生诊断严重吗？在吃什么药吗？

④ 目前医生的建议是什么呢？多久去复查？

（三）甲状腺结节的健康管理要点

甲状腺结节的发病率与饮食、肥胖及情绪等有很大关系，在保持情绪平和、维持标准体重的基础上，合理、科学的饮食也可以帮助预防甲状腺结节。

① 甲状腺功能无异常，可以正常饮食。

保证每日充足的蛋白质摄入，以优质蛋白为主。同时，注意摄入含 B 族维生素和维生素 C 丰富的新鲜的蔬果，如柚子、橙子、草莓、菜花、菠菜、芥菜、苋菜、空心菜、西红柿等，或每日补充复合维生素矿物质片。

② 合并甲状腺功能亢进或者发现结节是能分泌甲状腺激素的高功能腺瘤，碘摄入会刺激甲状腺激素的产生和释放，可能加重疾病，因此需严格忌碘。

饮食建议：

避免食用所有海产品，因为这些食物富含碘，对于合并甲亢的患者有不良影响，常见的海产品有海带、紫菜、海苔、海蜇、海蟹、海中的贝壳类、海鱼、海虾等。

避免使用含碘的药物，比如抗心律失常药物胺碘酮、增强 CT 所需碘造影剂、含碘维生素片等。

尽量食用无碘盐，避免摄入过多的碘元素。

少吃刺激性食物，如辛辣食物、咖啡、浓茶等。甲亢患者本身比较容易亢奋，刺激性食物可能进一步加重症状。

③ 合并桥本甲状腺炎，病情可反复交替为甲亢、甲减，可导致甲状腺肿。

饮食建议：

保持适量的碘的摄入，避免过多或过少。可以继续食用碘盐，但减少高碘食物如海带、紫菜等的摄入。

适当增加硒元素的摄入，食用含硒丰富的食物，如坚果、芝麻、芦笋、菌类、蛋类、鱼类等。

增加高纤维素的食品的使用，比如绿叶蔬菜、粗粮和水果等。

④ 合并甲减：需要补碘。

饮食建议：

日常饮食基础上适度补充碘，不需要每天摄入大量碘，否则会增加甲状腺硬度。

注意补充足量的优质蛋白质和铁，多吃牛奶、鸡蛋、豆制品、淡水鱼虾等食物。同时控制体重，减少高脂肪和高胆固醇食物，以免加重脂代谢紊乱。

避免长期大量食用促甲状腺肿的蔬菜和水果，比如卷心菜、木薯、油菜、大豆、白菜、芥蓝、榨菜和萝卜等，这些食物中含有促甲状腺肿的成分，会竞争人体内的碘，导致甲状腺素合成不足，加重甲减病情。

⑤ 中医治疗：中医学认为，结节性甲状腺肿（结甲）属于"瘿瘤"的范畴。中医认为，此病的病因和脏腑功能失调有关系，同时加上气滞、痰凝、血瘀成病，因此中医一般采用行气解郁、活血化痰法治疗甲状腺功能正常的结节性甲状腺肿。

特别要注意：甲状腺结节患者要保持情绪平和稳定。因为长期愤懑恼怒或过虑忧思，会使肝气失于条达，气滞痰凝壅结颈前而成瘿（结节）。余江毅教授从肝论治甲状腺结节，并将疏肝理气法贯穿始终，临床效果明显，因此日常保持情绪稳定、平和，对于预防及治疗甲状腺结节有很大的帮助。

三、甲状腺炎的健康管理要点

（一）甲状腺炎的要点信息汇总

1. 简介

甲状腺炎病因很多，其共同特征是甲状腺滤泡结构破坏。甲状腺炎患者甲状腺功能可能正常，也可能同时有甲亢或甲减。

2. 主要病因

① 感染：病原微生物侵入甲状腺组织引起炎症反应。

急性甲状腺炎：与细菌感染有关，如葡萄球菌、链球菌等。

亚急性甲状腺炎：与病毒感染有关，如流感病毒、柯萨奇病毒、腺病毒和腮腺炎病毒等，可以在患者甲状腺组织发现这些病毒，或在患者的血清发现这些病毒抗体。

② 自身免疫：患者免疫系统异常，产生多种抗体侵犯甲状腺引起炎症破坏，严重时可发生甲状腺功能减退。

③ 其他：还可能与放射性损伤、碘摄入过量、药物、怀孕、创伤等多种病因所致甲状腺滤泡结构破坏有关。

3. 症状概括

不同类型的甲状腺炎，症状有所不同。

① 亚急性甲状腺炎。起病急，患病前 1—3 周常有上呼吸道感染症状。早期同时可伴有甲亢表现，如怕热多汗、多食、体重减轻、心慌急躁等，甲状腺疼痛可向耳根、下颌或颈部等部位放射，吞咽时疼痛加重。随着病程进展，炎症可能导致甲状腺激素的储备耗尽，从而导致甲减的症状，如疲劳、体重增加、对寒冷的敏感等。不过，这些症状通常是暂时的，炎症解决后，甲状腺功能通常会恢复正常。

② 桥本甲状腺炎。起病隐匿，早期症状不典型或没有症状，可有咽部不适或轻度咽下困难，少数出现甲亢表现。后期可因甲状腺肿大或出现甲减表现而就诊。

③ 无痛性甲状腺炎。不伴有甲状腺疼痛，但会有甲状腺肿大．可出现甲亢或甲减表现。

④ 产后甲状腺炎。发生于产后 1 年内，可先有甲亢表现，后有甲减表现。

4. 相关并发症

① 甲状腺功能减退症。甲状腺炎破坏甲状腺组织，引起甲状腺激素缺乏，可能导致永久性甲状腺功能减退症。可出现易疲劳、怕冷、体重增加、食欲减退、腹胀等表现。

② 桥本脑病。桥本甲状腺炎可能会引起桥本脑病，出现偏瘫、四肢瘫、失语、失读、小脑性共济失调、感觉障碍等，还可出现幻听、易怒等精神症状，严重时可昏迷甚至死亡。

③ 格雷夫斯眼病（甲状腺相关性眼病）。当甲状腺炎累及眼部各种软组织时，可能会出现甲状腺相关眼病。表现为突眼、眼部异物感、眼球运动障碍等。

5. 常见问题

① 桥本甲状腺炎的患者是可以怀孕的。如果是在备孕阶段，调整合适的促甲状腺素水平就可以正常备孕。孕期也要遵医嘱定期复查甲状腺功能，调控甲状腺功能水平，这样生出来的宝宝也是正常的，并没有什么影响。

② 亚急性甲状腺炎是自限性疾病，大部分在数周或数月内会痊愈，预后良好。

③ 桥本甲状腺炎由于甲状腺滤泡结构损伤严重，易发生永久性甲减，需要终生使用甲状腺激素替代治疗。

④ 无痛性甲状腺炎是一种暂时性自限性疾病，也无触痛，患病后应每年进行随诊，部分患者可发展为永久性甲减。

⑤ 产后甲状腺炎常自愈，约80%可在产后6—9个月缓解，另20%则发展成持续性甲减。

⑥ 自身免疫性甲状腺炎可增加其他自身免疫性疾病的发病风险，如结缔组织病、1型糖尿病、系统性红狼疮、卵巢功能早衰等。

（二）甲状腺炎的信息采集注意要点

① 目前有哪些症状？这些情况多久了？

② 目前医生诊断结果是什么？有哪些医嘱或建议？

③ 有定期复查吗？

④ 医生建议多久复查一次呢？

（三）甲状腺炎的健康管理要点

1. 基本饮食

① 主食应以米、面为主，且正餐（早中晚餐）应足量，以满足身体代谢所需的热量。

② 适当增加奶类及其制品、蛋类、瘦肉（猪牛羊牛肉等）和大豆制品等优质蛋白的摄入。

③ 多吃新鲜水果蔬菜，如西红柿、青瓜、莜麦菜、草莓、苹果、橘子等。

④ 合并有甲亢或甲减者的饮食遵循甲亢甲减患者的饮食原则。

2. 调整心态，避免劳累

需保证充足的睡眠，注意休息，避免劳累；甲状腺炎病程相对较长，但预后良好，应积极治疗，乐观面对，可根据身体情况选择合适的文体活动调节心情。

3. 运动管理

如无其他异常，每周进行中等强度运动 150min，每日 30min 左右，提升身体免疫力。若病情较重，遵医嘱进行适当运动。

4. 其他

每天定时排便（不管有没有便意），养成规律排便的习惯。

5. 随诊复查

提高对疾病认识，出现任何不适情况，应及时到医院复查，有助于及时发现病变。复查时需要定期检查甲状腺功能。

有相关家族遗传史者更应重视，一旦发现应定期复查，适时合理治疗。随访时间依据甲状腺功能状态而定，一般建议每半年到一年检查一次甲状腺功能，每年复查一次甲状腺及颈部淋巴结超声。桥本甲状腺炎伴可疑恶性结节者，每3—6 个月复查一次超声，必要时做甲状腺结节穿刺检查明确诊断。具体请遵医嘱。

四、甲亢的健康管理要点

（一）甲亢的要点信息汇总

1. 定义

甲状腺功能亢进症简称甲亢，是甲状腺本身产生过多甲状腺激素（TH）所致的甲状腺毒症。

2. 分类

甲状腺功能亢进症包含种类众多，主要有以下两种分类方式。

（1）根据病变部位和病因分类

① 原发性甲亢病变部位在甲状腺腺体，是甲状腺自身异常、分泌过多的甲状腺激素引起的甲亢。包括毒性弥漫性甲状腺肿（Graves 病）、结节性毒性甲状腺肿、甲状腺自主高功能腺瘤及碘源性甲状腺功能亢进症（简称碘亢）。

② 中枢性甲亢病变部位在垂体，又称垂体性甲亢，是由于垂体异常，分泌过多 TSH，使甲状腺激素增多引起的甲亢。

（2）根据甲亢程度分类

① 临床甲亢。通常有典型甲亢临床表现，甲状腺功能检查可有以下特

点：血清 TSH 水平降低；总甲状腺素（TT4）、游离甲状腺素（FT4）、总三碘甲状腺原氨酸（TT3）、游离三碘甲状腺原氨酸（FT3）水平升高。

② 亚临床甲亢。无甲亢表现，甲状腺功能检查可有以下特点：仅血清 TSH 水平降低；甲状腺激素水平正常。

3. 病因

引起甲亢的病因很多，其中毒性弥漫性甲状腺肿最常见，属自身免疫性甲状腺病，占甲状腺毒症的 60%—90%，发病机制未明，目前公认是遗传因素和环境因素共同作用的自身免疫性疾病。

其他常见病因：毒性弥漫性甲状腺肿（Graves 病）、怀孕、绒毛膜癌、葡萄胎、垂体 TSH 腺瘤、甲状腺自主高功能腺瘤、长期大量摄碘或含碘药物。

4. 主要表现

① 高代谢症群：常有疲乏无力、多汗、不耐热、低热（危象可有高热）、体重下降。

② 精神神经系统：多言好动、紧张失眠、焦虑烦躁、易激动、注意力不集中等。

③ 心血管系统：以高动力循环为特征。心悸，心动过速多为持续性，睡眠和休息时有所降低，但仍高于正常。

④ 消化系统：多数表现为食欲亢进，少数出现厌食甚至恶病质。肠蠕动加快，大便稀，次数增加。可出现肝功能异常、转氨酶升高，偶伴黄疸。

⑤ 肌肉骨骼系统：甲亢性肌病分急性和慢性两种。急性肌病于数周内出现吞咽困难和呼吸肌麻痹，常伴低钾血症；慢性肌病表现为进行性肌无力，伴肌萎缩，尿肌酸排泄量增高。

⑥ 造血系统：可有白细胞总数减少、淋巴细胞比例增加、单核细胞增加，可以伴发血小板减少性紫癜。

⑦ 生殖系统：女性常有月经稀少、周期延长甚至闭经。男性可出现阳痿，偶见乳腺发育。

⑧ 皮肤、毛发及肢端表现：皮肤光滑细腻，温暖湿润，颜面潮红。

⑨ 甲状腺危象（thyroid crisis）也称甲亢危象，是甲状腺毒症急性加重的表现。主要诱因为感染、应激（包括急性创伤、分娩、精神刺激、过度劳累、脑血管意外等）。

5. 甲亢和肥胖的关系

甲亢属于一种代谢失常的内分泌疾病，患者机体新陈代谢较普通人群快，多以消瘦常见。但也存在少部分人消瘦症状不明显，反而有发胖迹象，可能是因为：

① 发病期食欲亢进，病情好转后仍不注意控制饮食，最终导致总能量摄入增多而发胖。

② 长时间甲亢治疗后体重突然出现明显增加，可能是在甲亢治疗中药物过量引起药物性甲减，亦可出现发胖现象。

肥胖会加重内分泌紊乱、代谢失常，对甲亢的治疗和病情稳定均产生负面影响。所以，甲亢人群既要控制体重，还要掌握良好的生活饮食习惯。

6. 常见问题

① 如果女性有甲亢，准备怀孕时一定要先看医生，调节好甲状腺各项激素水平，遵医嘱用药再怀孕，否则很容易流产，另外甲亢药物具有导致胎儿畸形的副作用。

② 有备孕需求者一般是将甲亢调节为甲减后再备孕，具体遵医嘱。

（二）甲亢的信息采集注意要点

① 目前有哪些症状？（如：烦躁易怒、心慌、易饥、怕热多汗、眼球突出、月经不调、腹泻等）上述症状持续多长时间了？

② 医生有诊断具体原因吗？

③ 近半年体重有没有变化？

④ 目前在吃哪些药物？多久去复查一次？

⑤ 目前医生的建议是什么呢？

（三）甲亢的健康管理要点

1. 饮食干预

以补偿消耗、蛋白质摄入充足、高维生素、减少碘摄入、注意补充水分为原则。

① 甲亢人群机体消耗较一般人群高，减重期避免能量摄入过低。能量摄入比正常人增加50%—70%，每日至少有一餐主食，少量多餐，可进食5—6餐。

② 保证每日充足的蛋白质摄入，以优质蛋白为主，如肉、蛋、奶、大豆及其制品，以纠正体内的负氮平衡，缓解身体消瘦、肌肉萎缩等。

③ 摄入含B族维生素和维生素C丰富的新鲜蔬果，如柚子、柑橘、草莓、菜花、菠菜、芥菜、苋菜、空心菜、西红柿等，可建议每日补充复合维生素矿物质片。

④ 少吃含碘量高的海产品，如虾、蟹、海带、紫菜等，以保证甲状腺激素的合成。若甲亢患者甲状腺功能已经正常，无明显甲状腺肿大，可选择含碘量较低的小黄鱼、带鱼进行食用，每周一次是可以接受的。但烹调要注意避免使用含碘盐，改用无碘盐。

⑤ 甲亢人群应避免食用刺激、辛辣、油腻的食物，忌烟酒。

⑥ 减少韭菜、番薯等纤维含量高的食物的摄入，以减少排便次数。

⑦ 禁止摄入刺激性的食物及饮料（如浓茶、高咖啡因饮料等），以免引起精神兴奋。

⑧ 适当摄入牛奶、果仁等富含钙、磷等矿物质的食物，多晒太阳，以预防骨质疏松；若血钾较低可多吃富含钾的食物，如番茄、香蕉。

⑨ 适当饮水，每日饮水2000—3000ml以补充出汗、腹泻、呼吸加快等丢失的水分，但并发心脏疾病者应避免大量饮水，以防止加重水肿和引起心力衰竭。

2. 规律作息，保持稳定情绪

平时生活节奏快、工作压力大，一定要注意好好休息，不要熬夜。只有培养良好的作息习惯，才能建立起更好的免疫系统，减少疾病的发生。

另外，甲状腺疾病和情绪关系密切，当精神压力过大或遇到刺激的时候，甲状腺激素的水平也会发生波动，所以保持良好的心态对于甲状腺的呵护也格外重要。别让自己长期处于极端忙碌和高压之下，如果自己无法解决心理问题，要及时寻求心理医生的帮助。

已经有甲状腺疾病正在口服药物治疗的患者，不要焦虑，不要轻视。注意定期复查甲功，必要时和医生沟通及时调整药物剂量，大多数甲状腺疾病都可以得到很好的控制。

3. 运动管理

可选择温和的运动，如散步、打太极拳、瑜伽等，避免剧烈运动。有心力衰竭或严重感染者应卧床休息，不宜运动。

4. 定期复查

治疗后应长期随诊，以便观察治疗效果，及时发现并发症等；按医生指导定期检查甲状腺功能、肝功能等；口服药物治疗期间，一般每4—6周复查一次。但是头一个月内需每周查血常规和肝功能，以了解有无抗甲状腺药物不良反应（如白细胞减少或肝功能损害）。

关注自身身体状况，若出现高热、恶心呕吐、不明原因腹泻、突眼加重等，警惕甲状腺危象的可能，应及时就诊。

每天清晨起床前自测脉搏，定期测量体重。

五、甲减的健康管理要点

（一）甲减的要点信息汇总

1. 定义

甲状腺功能减退症（简称甲减）是由各种原因导致的甲状腺激素合成

和分泌减少或组织利用不足而引起的全身性低代谢综合征。甲减容易出现黏液性水肿，严重的可导致黏液性水肿昏迷 。

2. 致病原因

① 自身免疫性甲状腺炎：如桥本甲状腺炎、萎缩性甲状腺炎等产生抗体攻击甲状腺组织，引起甲减。

② 治疗导致的甲减：甲状腺手术、甲状腺放射性碘治疗、颈部放疗等，导致甲状腺被过度破坏引起甲减。

③ 影响甲状腺的药物：碳酸锂、胺碘酮、对氨基水杨酸钠、过氯酸钾、保泰松、硫氰酸盐、酪氨酸激酶抑制剂、硫脲类磺胺类药物等。

④ 垂体或下丘脑疾病：由于下丘脑及垂体分泌促甲状腺激素释放激素减少或者促甲状腺激素合成减少所致，可见于垂体肿瘤、垂体炎、垂体缺血性坏死、下丘脑肿瘤、下丘脑慢性炎症等。

⑤ 碘过量或碘缺乏：碘过量可使具有潜在性甲状腺疾病者（如桥本甲状腺炎）发生甲减，也可诱发和加重自身免疫性甲状腺炎。碘缺乏会引起缺碘性地方甲状腺肿。

⑥ 先天性甲减：如甲状腺缺如或异位、甲状腺激素合成相关基因异常。

⑦ 暂时性甲减：亚急性甲状腺炎、无痛性甲状腺炎、产后甲状腺炎。

⑧ 其他：消耗性甲减、甲状腺激素抵抗综合征等。

3. 甲减的症状（与甲亢往往相反）

在成年人中，甲减常隐匿发病，进展缓慢，典型症状经常在几个月甚或几年后才显现出来。甲减早期症状多变且缺乏特异性。

① 低代谢综合征：主要表现为易疲劳、怕冷、体重增加、行动迟缓。因血循环差和热能生成减少，体温可低于正常。

② 精神神经系统：轻者有记忆力、注意力、理解力和计算力减退。嗜睡症状突出，反应迟钝。重者可表现为痴呆、幻想、木僵、昏睡或惊厥。

③ 皮肤改变：皮肤黏液性水肿为非凹陷性，常见于眼周、手和脚的背

部以及锁骨上窝。黏液性水肿面容为颜面虚肿、表情呆板、淡漠，呈"假面具样"。鼻、唇增厚，舌厚大，发音不清，言语缓慢，音调低哑。皮肤干燥发凉，粗糙脱屑。毛发干燥稀疏，眉毛外1/3脱落。指甲厚而脆，表面常有裂纹。

④ 心血管系统：脉压减小，循环时间延长，组织血供减少。心肌耗氧量减少，很少发生心绞痛和心力衰竭。10%患者伴有血压升高，久病者易并发动脉粥样硬化及冠心病。

⑤ 消化系统：食欲减退，腹胀便秘，偶尔会导致黏液水肿性巨结肠或麻性肠梗阻。

⑥ 内分泌系统：长期甲减可引起腺垂体增大、高催乳素血症和溢乳。儿童甲减可致生长发育迟缓。

⑦ 血液系统：由于吸收不良或者摄入不足所致叶酸、维生素 B 缺乏也可引起大细胞性贫血，胃酸缺乏导致铁吸收不足可引起小细胞性贫血。12%的甲减患者伴有恶性贫血。

⑧ 呼吸系统：可有胸腔积液，只在极少数情况下才引起呼吸困难。阻塞性睡眠呼吸暂停比较常见，甲状腺功能恢复正常后可逆转。

⑨ 生殖系统：婴儿期甲减如果不及时治疗将会导致性腺发育不全。幼年期甲减会造成无排卵周期、青春期延迟。成年女性重度甲减可伴性欲减退和排卵障碍、月经周期紊乱和经血增多。继发性甲减可导致卵巢萎缩和闭经。男性甲减可致性欲减退、阳痿和精子减少。

⑩ 肌肉与骨关节系统：表现为肌肉乏力，可有肌萎缩。

4. 甲减和肥胖的关系

甲减人群会伴有机体新陈代谢降低的情况，所以多容易出现体重增加，易导致肥胖的发生。而肥胖又会加重代谢失常，影响疾病的恢复和稳定。

因此，对于甲减人群而言，在饮食上需要更加注意控制每日总能量摄入，避免摄入能量过高而增大发胖的风险。

（二）甲减的信息采集注意要点

① 什么时候发现的？医生诊断是什么引起的呢？

② 最近 3 个月有哪些症状？（比如乏力畏寒、血压下降、月经过多、便秘、水肿等。）近半年体重有没有变化？

③ 目前在吃什么药呢？医生有哪些建议呢？

④ 医生建议多久复查一次？

（三）甲减的健康管理要点

1. 饮食干预

以控制总能量摄入水平、保证蛋白质供给、适时补铁补碘、清淡饮食、避免油腻及辛辣刺激的食物为原则。（甲减原因复杂，需要补碘还是限碘，需要咨询专业医生。）

（1）不同甲减的碘摄入

① 如果是甲状腺全部切除或完全破坏所致的甲减，碘摄入多点儿或少点儿对甲状腺都没啥影响，正常饮食就行，但是要听医生的话好好接受甲状腺激素的替代治疗。

② 如果甲状腺腺叶或甲状腺组织尚有残留，可以正常碘饮食，包括食用加碘食盐。

③ 碘缺乏所致甲减往往发生在碘缺乏地区，食用加碘食盐是最有效的方法。为了减少加碘盐中碘的流失，建议购买小包装的加碘盐，存放在阴凉、干燥、远离炉火的地方，避光保存，菜出锅时再放盐，这些都能减少碘流失。

④ 如果碘过量所致甲减程度较轻，此时需查找碘过量原因（例如高水碘、食用过多富碘食物等），限制碘的摄入，避免碘过量。

注意：是缺碘还是碘过量，又或者碘摄入适宜，可以监测尿碘（检查前 1 天别吃富含碘的食物如海带、紫菜）。具体请咨询医生。

（2）低盐

不管是哪种甲减，吃的是加碘盐还是无碘盐，都建议把每日的盐量控制在 5g 以内，这样能减轻甲减引起的水肿症状和体重增加，也利于防治高血压（甲减可能会引发高血压）。如果有特殊情况请遵医嘱进行限盐。

（3）限制十字花科蔬菜

缺碘引起的甲减，建议不要生吃十字花科蔬菜，有研究表明十字花科蔬菜富含硫葡萄碱，可能对甲状腺功能有影响，干扰碘的吸收和利用，从而影响甲状腺激素的生成。但是经过烹饪后硫葡萄碱大大减少，无需担心。

常见的十字花科蔬菜有大白菜、小白菜、西兰花、菜心、卷心菜、菜花、芥蓝、大萝卜等。

（4）限制饱和脂肪酸和胆固醇

甲减可能会引起高胆固醇血症，而高胆固醇血症必须好好控制饱和脂肪酸和胆固醇，脂肪摄入不超过总能量的 30%，烹调油每日不超过 30g；避免食富含胆固醇的食物，如奶油、动物脑及内脏等；限用高脂肪类食品，如油炸坚果类、芝麻酱、肥肉、动物皮等。

（5）充足膳食纤维

因为甲减容易导致便秘和体重增加，补充充足膳食纤维既可以增加肠道蠕动缓解便秘，又能起到一定控制食量的作用，有利于控制体重。保证充足膳食纤维的做法是：主食 1/3—1/2 吃杂粮杂豆，每日食蔬菜不少于 500g，水果 200 克左右，也可以适当补充富含膳食纤维的营养补充剂或健康产品。

（6）荤素搭配，注意补铁

因为甲减可能引起缺铁性贫血和巨幼红细胞贫血，这两种贫血需要注意补铁、维生素 B_{12} 和叶酸。叶酸在植物性食物中含量较丰富，维生素 B_{12} 主要存在于动物性食物中，另外动物性食物中的铁吸收利用率更高。当然缺铁性贫血更推荐补充吸收率较高的铁剂，能更快见到效果。

（7）控制总能量

膳食中三大营养素比例要均衡，以优质蛋白质为主，碳水化合物不宜过高，摄入不超过总能量的 55%—65%。这是因为甲减导致代谢变慢，容易导致体重增加。

2. 生活方式管理

① 避免过度劳累、紧张：甲减患者在病情没有完全控制时，经常会有倦怠无力、想睡觉的症状，可以适当增加休息、睡眠时间。

② 减缓压力：以积极的心态面对疾病，避免恐惧、焦虑等不良情绪；甲减有可能合并抑郁情绪障碍，表现为不同程度的情绪低落、兴趣低下、思维迟缓等，保持愉悦的心情可以帮助病情改善，平时多听听舒缓的音乐，放松心态。

③ 加强保暖：甲减患者畏寒怕冷症状明显。生活中，调节室温在 22—23℃之间，注意保暖防寒，及时添加衣服。

④ 养成每天定时排便、成规律排便的习惯。注意个人卫生，预防感染和创伤。

⑤ 运动管理：适度运动，如散步、快走等每周 3—5 次，每次 30min，可以提高身体的免疫力，帮助身体恢复；但也要注意不要运动过度，避免身体劳累。若病情严重遵医嘱。

3. 定期复查

复查甲状腺功能的频率因人而异，具体遵医嘱，以下为一些常识供参考。

① 治疗初期，甲减和亚临床甲减每隔 4—8 周检查甲状腺功能，治疗达标后至少每 6—12 个月复查一次。

② 妊娠期甲减和妊娠期亚临床甲减，在妊娠前半期每 2—4 周检测一次甲状腺功能，状态平稳后，延长至每 4—6 周一次，产后 6 周复查甲状腺功能。

③ 出现心悸、失眠、烦躁、颤抖等症状要及时就诊，调整药物用量。

④ 若出现嗜睡、体温低于35℃、呼吸减慢、低血压、心动过缓等，应及时就医。

第九章　胆囊疾病健康管理实操经验

胆囊疾病也是非常常见的消化系统疾病之一，最常见的是胆囊炎、胆结石。同样，在我们服务的用户中也有大量的胆囊疾病患者，我们总结了常见胆囊疾病常用的知识要点供大家参考。

一、胆结石的健康管理要点

（一）胆结石的要点信息汇总

1. 定义

在胆囊或肝内、外胆管中有结石形成的疾病称为胆石症。多数胆结石没有症状或右上腹绞痛。

2. 成分

① 胆固醇类结石：这是最常见的一种类型，占到所有胆结石的70%—80%。它们的主要成分是胆固醇，外表通常是黄色的，可以是单一的大结石，也可以是多个小结石。

② 黑色胆色素结石：这类结石主要含有胆色素、钙、无机盐等。这种类型的结石通常与肝硬化、慢性溃疡病、胆道感染等情况有关，一般呈现黑色。

③ 棕色胆色素结石：这种结石主要含有胆色素和钙，同时含有大量胆管来源的脂肪酸和胆固醇酯。棕色胆色素结石常与胆管感染有关。

3. 病因

胆结石的成因十分复杂，是综合性因素所致，目前认为其基本因素有：

① 胆汁的成分和理化性质发生了改变，导致胆汁中的胆固醇呈过饱和状态，易于沉淀析出和结晶而形成结石。

② 胆囊收缩能力降低，胆囊内胆汁淤滞也有利于结石形成。

4. 高发人群

① 年龄较大的人群。年龄较大的人更容易发生胆结石，特别是超过40岁的人。

② 女性。由于雌激素会增加胆固醇在胆汁中的含量，并且使胆囊空化减慢，女性比男性更容易形成胆结石。怀孕和服用含有雌激素的避孕药或荷尔蒙替代疗法也可能增加胆结石的风险。

③ 肥胖或快速减肥人群。肥胖可能导致胆固醇分泌增加，使胆汁中胆固醇浓度升高，从而导致胆结石。此外，快速或大幅度减肥可能会导致胆固醇水平的升高，从而增加胆结石的风险。

④ 长期不吃早餐人群。胆囊会定时排空，胆汁在胆囊里存在的时间很短，这样就不那么容易形成结石。如果长期不吃早餐，会导致胆汁长时间未排出，会使胆汁中的胆固醇和胆色素浓度升高，使胆固醇结晶的可能性变高，最终导致胆结石的形成。

⑤ 有家族史。有家族胆结石病史的人，可能遗传了形成胆结石的体质。

⑥ 饮食因素。饮食高脂肪、高胆固醇、低纤维增加可能增加胆结石的风险。

⑦ 其他疾病。糖尿病、肝硬化、血液疾病等一些特定疾病的患者也有更高的胆结石发病率。

⑧ 某些族群如美洲原住民和墨西哥裔美国人，胆结石的发病率相对较高。

5. 可能的症状表现

（1）胆囊结石

① 右上腹隐痛。

② 持续胆绞痛：伴恶心呕吐等，放射到右肩背部或肩胛部。

③ 夜间、饱餐、高脂饮食后易加重发作。

④ 紧张情绪易引起饱胀、嗳气、呃逆等。

⑤ 引发胆总管结石、胆囊炎、胰腺炎等。

（2）肝外胆管结石

① 持续性绞痛：常伴恶心、呕吐等。

② 胆总管结石：夏科三联征（腹痛、寒战高热和黄疸）。

③ 肝内胆管结石。

④ 症状轻微可无绞痛，仅上腹持续隐痛。

⑤ 急性胆管炎：上腹痛、寒战高热、黄疸、易反复。

6. 胆结石的治疗

① 无症状者一般注意观察，遵医嘱定期复查。

② 有症状者视情况选择药物、手术、体外冲击破碎石等方法。

注意：胆石症患者都需要注意生活和饮食。

（二）胆结石的信息采集注意要点

① 目前有什么症状？（如右上腹痛、恶心呕吐反酸等）

② 目前还有哪些确诊疾病？（如高血脂、脂肪肝）

③ 看医生了吗？医生诊断如何？医嘱怎么说？

④ 日常生活饮食习惯怎么样？

⑤ 父母兄弟姐妹有人得过胆结石吗？

（三）胆结石的健康管理要点

总原则：控制体重，低脂，低胆固醇，低糖，充足的优质蛋白与膳食纤维，定时定量，均衡饮食。

① 肥胖者要适当减重，避免进行快速减脂，应该选择循序渐进、饮食合理、营养充足的饮食方式进行减肥。

② 控制精制碳水：每日主食粗细搭配，每餐主食总量要合理控制，一般 1 个拳头大小即可。少摄入含有精制糖（主要是白砂糖、蔗糖、冰糖、果葡糖浆）的食物。

③ 蛋白质食物：补充丰富的优质蛋白质：如瘦猪肉、瘦牛肉、去皮鸡肉、鱼肉、非油炸豆制品等。

④ 控制油脂摄入：每日烹调油控制在 25—30g，选择植物油，避免食用猪油、牛油、羊油等高饱和脂肪酸的动物油脂。避免食用油腻食物及富含胆固醇的食物（如肥肉、油炸食物、奶油蛋糕），可适当补充深海鱼油。

⑤ 保证每日摄入充足的膳食纤维：每日摄入蔬菜 350g 以上，一半以上为叶菜类。水果每日摄入量需控制量在 200—350g，不建议过多。

⑥ 选择低脂的烹饪方式：以蒸、煮、炖、烩等为主，清淡为宜，避免炸、烤、熏、腌制食品。

⑦ 三餐饮食要规律，多饮水，避免不吃早餐或不吃晚餐，用餐时间要规律。

⑧ 多饮水，避免饮酒与咖啡，以免刺激胆囊收缩。

⑨ 无症状时，坚持适量的运动；保持良好的作息和心态。

⑩ 遵医嘱定期体检。

二、胆囊炎的健康管理要点

（一）胆囊炎的要点信息汇总

1. 定义

胆囊炎是多种原因导致的胆囊管阻塞或胆囊排空障碍引发的胆囊炎症，大多数情况是胆囊结石导致。

2. 分类

胆囊炎可分为急性胆囊炎和慢性胆囊炎

3. 症状

（1）急性胆囊炎症状

① 右上腹阵发性绞痛可放射到右肩、肩胛和背部，常于夜间、饱餐、进食油腻食物后发作。

② 发热，轻至中度，一旦出现寒战高热，表明病情非常严重。

③ 消化道症状，如恶心、呕吐、厌食、便秘等。

（2）慢性胆囊炎症状

① 右上腹胀痛不适，多在饱餐、进食油腻食物后出现，可能会牵涉到右肩背部。

② 部分患者还可能出现恶心、呕吐、嗳气、饭后饱胀和腹胀等症状。

4. 胆囊炎的高发人群与胆结石的高发人群几乎一致。

（二）胆囊炎的信息采集注意要点

① 目前有哪些症状？（如右上腹痛、恶心、呕吐、反酸等）

② 这些情况有多久了？

③ 是否有胆结石？

④ 是否看了医生？医生诊断结果如何？医生有什么建议呢？

⑤ 日常的生活饮食习惯如何？（比如经常不吃早餐、用餐无规律）

（三）胆囊炎的健康管理要点

胆囊炎用户的健康管理要点与胆结石大多相同，但是更要注意：避免辛辣刺激的食物，因为辛辣刺激的食物会加重炎症。

三、胆囊息肉的健康管理要点

（一）胆囊息肉的要点信息汇总

① 胆囊息肉是指起始于胆囊壁、向胆囊腔内突出或隆起的病变，呈球形、半球形或乳头状，有蒂或无蒂，大多为良性。

② 胆囊息肉的病因比较复杂，可能与慢性胆囊炎、胆囊结石和胆固醇代谢紊乱有关，胆固醇异常可能导致胆囊胆固醇息肉的发生；慢性炎症可能会导致炎性息肉，炎性刺激使胆囊黏膜增生、突出而形成炎性息肉；另外男性、乙肝、肥胖、吸烟、高脂血症、糖尿病等是胆囊息肉的多发因素。

③ 大多数人没有什么症状，少数人会出现一些不典型的症状，如并发胆囊炎、胆绞痛时出现上腹部疼痛、恶心、呕吐、食欲减退等症状，个别人可出现阻塞性黄疸、无结石性胆囊炎、胆道出血、诱发胰腺炎等；体检时可能有右上腹压痛。

④ 胆囊超声检查是一种非侵入性的医疗检查，它可以提供关于胆囊大小、形状、位置以及是否存在肿瘤、胆囊炎或胆结石等疾病的信息，尤其对胆囊胆固醇沉积症、胆囊腺肌症等有独特的影像显示，是常规体检、随访的必备检查。

⑤ 没有明显症状的胆囊息肉一般不需要吃药。建议到肝胆胰专科就诊，

在医生的指导下决定是否继续观察并定期复查，或者手术切除。切勿盲目听从"身边朋友的建议"自行吃一些药物。

（二）胆囊息肉的信息采集注意要点

① 目前有什么症状？（如右上腹痛、恶心呕吐反酸等）多久了？

② 是否曾经确诊过胆囊炎、胆囊结石等疾病？

③ 目前医生诊断结果如何？医嘱怎么说的？

④ 生活饮食习惯、作息情况怎么样？

（三）胆囊息肉的健康管理要点

胆囊息肉的健康管理要点与胆结石的基本相似，但是要特别注意：

① 定期监测：胆囊息肉患者通常需要定期进行超声检查以监控息肉的大小和形状是否有变化。如果息肉增大或者出现新的症状，可能需要更为深入的检查或治疗。

② 及时治疗：如果胆囊息肉大于 1 cm，或者在短时间内迅速增大，可能需要进行手术切除。尽管大部分胆囊息肉是良性的，但较大的息肉有更高的恶性转化风险。

③ 高脂肪可能导致胆囊痉挛，从而引发不适，所以应避免摄入高脂肪食物。

四、胆囊切除的健康管理要点

（一）胆囊切除的要点信息汇总

1. 可能需要切除胆囊的情况

① 患者的胆囊息肉出现了胆囊炎的现象，为了避免胆囊出现癌变，需

切除胆囊治疗。

② 胆囊结石直径已经超出 2 cm，或者胆囊已经失去了原有功能。

③ 胆囊发生了粘连现象，而且分泌了一定的黏液。

2. 胆囊切除后的后遗症

在临床方面，10%—30%的患者在切除胆囊以后，都会存在一定的术后综合征，这主要是胆囊切除之后胆道压力失衡导致的，主要表现有：

① 上腹部或右上腹部持续或间歇性疼痛。

② 恶心、呕吐、腹胀。

③ 消化不良，食欲减退。

④ 腹泻或便秘。

⑤ 肠易激综合征症状，例如腹部疼痛、腹胀、肠道习惯的变化。

⑥ 黄疸、皮肤和眼白黄染，通常是因为胆管堵塞。

特别提醒：若出现以上情况，应该立即就医。

（二）胆囊切除的健康管理要点

① 限制脂肪特别是饱和脂肪和反式脂肪的摄入，禁食油炸食品、肥腻肉类、全脂乳制品。

切除胆囊以后，机体 24 小时都在释放胆汁，但是胆汁变稀了。如果短时间内摄入大量的脂肪，人体释放的胆汁会不够用，无法将脂肪全部吸收，不能吸收的脂肪会导致腹泻，俗称脂肪泻。

不能过分限制脂肪，因为肠道中一定量的脂肪是刺激胆汁分泌、扩展胆总管容积和保持胆道通畅所必需的。

平时尽量食用植物油，避免摄入动物油，不吃浓肉汤、浓鸡汤、油炸食物等脂肪含量高的食物。

减少坚果类食物，如花生、瓜子、核桃、大杏仁、开心果等。

② 少食多餐，分散全天食物的摄入次数，具体遵医嘱。

一次吃太多会增加身体的负担，短时间内无法分泌足够多的胆汁，术后刚开始恢复的时候，建议三餐要按时吃，每餐吃六七分饱，可以在上午和下午吃一些小零食。

经过数周至数月的适应代偿后，胆总管逐渐伸展扩张，代替了胆囊储存胆汁的功能，即可恢复正常饮食。应注意每餐的进食量不宜过多，特别是术后3—6个月内，要少量多餐、定时定量进食，每天以4餐为好，少量多次进食可以减轻消化系统的负担，有利于避免消化功能的紊乱。

③ 增加膳食纤维的摄入可以帮助提高饱腹感，减少脂肪摄入，并有助于预防腹泻。

高纤维素的食物，如玉米、小米、甘薯、燕麦等粗粮及白菜、芹菜、甘蓝、木耳、香菇、香蕉、梨子等，具有软化大便、促进肠道蠕动、促进胆汁排泄的作用，可有效减少肠道中有害物质的吸收，避免加重肝脏和胆囊的负担。

④ 适量补充维生素。维生素分为脂溶性维生素和水溶性维生素，胆囊切除以后，会影响脂溶性维生素的吸收，建议适量补充。做完手术之后，应该多让患者吃各种水果和新鲜蔬菜，维生素和矿物质有助于改善患者的代谢紊乱，利于康复。蔬菜水果还富含膳食纤维，可以减少对胆固醇和脂肪的吸收，对降低血脂有一定的作用。

⑤ 避免刺激性食物，忌烟酒。康复后视身体情况遵医嘱。

⑥ 适量补充益生菌。胆囊切除以后，胆汁持续性释放进入肠道，可能会导致肠道的菌群失调，也可能引起腹泻、腹痛。胆囊切除以后，适量喝一些酸奶或者口服一些益生菌，都是非常有益处的。

第十章 其他常见问题健康管理实操经验

这一章节列举的是几乎每个人在某个阶段都会遇到的问题,或严重又或不严重,大多数情况是没有就医的。

一、失眠的健康管理要点

(一) 失眠的要点信息汇总

1. 失眠的定义

失眠是一种主观体验,不能单凭睡眠时间的长短来判断是否失眠。有些人睡眠时间较短,但主观睡眠质量没有下降,也不影响第二天的生活和工作,就不是失眠。

失眠是指尽管有合适的睡眠机会和睡眠环境,依然对睡眠时间和(或)质量感到不满足并且影响日间社会功能的一种主观体验。

主要症状表现为:

① 入睡困难(入睡潜伏期超过 30min)。

② 睡眠维持障碍(整夜觉醒次数≥2 次)。

③ 早醒、睡眠质量下降和总睡眠时间减少(通常不足 6.5 h)。

④ 同时伴有日间功能障碍(主要包括疲劳、情绪低落或激惹、躯体不

适、认知障碍等）。

2. 失眠的危害

从短期来看，睡眠不足直接影响次日的工作与学习，精神萎靡，疲乏无力，情绪不稳，注意力不集中；从长远来看，危害巨大而深远。比如：

① 影响大脑。长期失眠会导致大脑休息不足，容易发生缺血缺氧，加快脑细胞死亡，使人精神恍惚、反应迟钝、记忆力下降、整天迷糊、无精打采，严重影响大脑的创造性思维，导致工作、学习效率降低，更甚者可能会产生精神分裂、抑郁、焦虑和自主神经功能紊乱等问题。

② 导致肥胖。科学研究结果表明，长期失眠会使生长激素分泌减少，瘦素分泌也可减少18%，饥饿素分泌增加28%，导致食欲增加、饮食摄入增加。如果一晚上不睡，第二天的基础代谢率会降低5%，进食后的代谢率会降低20%，从而导致身体脂肪堆积、腰围增加、肌肉松弛。

③ 导致内分泌失调。长期睡眠不足可以使人体生物钟发生紊乱，加速衰老。男性长期失眠会出现精神萎靡、肾虚、体弱、性功能严重下降等；女性长期失眠会导致更年期提前到来、皮肤黝黑、色素沉着、皱纹增多，尤其是卵巢功能明显下降。

④ 诱发或加重其他疾病。长期失眠还会导致身体的免疫力与抵抗力下降，这主要是因为失眠会影响人体的激素水平。同时，失眠还会导致康复能力低下，加重或诱发其他疾病，如心脑血管病、高血压病，糖尿病、胃肠道疾病等身心疾病。

3. 失眠的原因

失眠的原因非常多，包括心理、生理、环境、药物、生活行为、个性、精神及全身疾病等。

（二）失眠的信息采集注意要点

① 这种情况多久了？

② 自我感觉影响了白天的工作和生活吗？

③ 自我感觉是什么原因呢？（比如压力太大了、环境因素、心里有什么事情、哪里不舒服或者其他）

④ 是否有咨询过医生？医生怎么说？

（三）失眠的健康管理要点

失眠没有想象的那么简单、好解决，对于失眠严重且难以解决的用户，尤其是心理问题或一些疾病问题，我们需要正视，积极寻求专家的指导。

我们只能从常规的方面给予用户一些建议，并给予用户心理上的鼓励、支持、安慰，很多时候也能解决问题。

① 日常生活中，下午 3 点后避免饮用咖啡（指常见的市售咖啡）、浓茶和酒精等对睡眠有影响的食物。

② 每日坚持适量的运动。

适度运动可以使身体产生疲劳感，更易于入睡；

运动能够提高身体的内啡肽水平，这是一种自然的"快乐荷尔蒙"，能够减轻压力和焦虑，使人更容易进入深度睡眠。

运动可以帮助调节各种生理功能，如提高新陈代谢、强化心肺功能等，这些都可以提高睡眠质量。

③ 睡前不暴饮暴食，不吃难消化的食物。

④ 睡觉之前躺在床上可以放松身心，保持腹式呼吸训练和肌肉放松训练。

⑤ 可以尝试做冥想训练，改善压力与焦虑。这个可以通过参加冥想课程、使用冥想 APP 等方式进行。

⑥ 晚上泡泡脚，活血化瘀，驱寒保暖，促进睡眠。我们的大量实践中，有很多用户晚上坚持泡脚一段时间达到了很好的改善睡眠的效果。

⑦ 尝试服用褪黑素、钙镁片、γ–氨基丁酸等有助于改善睡眠的产品。

⑧ 如果女性有更年期症状，可以尝试服用大豆异黄酮和钙镁片。大豆异黄酮补充类雌激素，缓解更年期症状，钙镁片有利于舒缓肌肉紧张，舒缓神经的作用，而且女性更年期很容易出现缺钙的现象，实践经验中有的人补充即可达到改善睡眠和缓解更年期症状的效果。

⑨ 气血差也会造成失眠，实践经验中适当补充铁剂、蛋白质、维生素 C 等，也有大量用户的睡眠得到了改善。

⑩ 调整不健康的作息规律和方式也是常见的改善睡眠的方法之一。

⑪ 自查心理方面的原因，有些事情改变不了，不如学会坦然接受，尽量放松心情，缓解压力、焦虑等。

二、气血不足的健康管理要点

（一）气血不足的要点信息汇总

1. 气血不足的定义

气血差：即气血不足，就是中医学所讲的气虚和血虚。气血不足的会导致脏腑功能减退，引起早衰。

气虚：即脏腑功能衰退抗病能力差，表现为畏寒肢冷、自汗、头晕耳鸣、精神萎靡、疲倦无力、心悸气短、发育迟缓。

血虚：可见面色无华萎黄、皮肤干燥、毛发枯萎、指甲干裂、视物昏花、手足麻木、失眠多梦、健忘心悸、精神恍惚。

气血不足属气血同病。气血亏虚则会形体失养，以神疲乏力、气短懒言、面色淡白或萎黄、头晕目眩、唇甲色淡、心悸失眠、舌淡脉弱、月经量少、延期或者闭经等为常见证候。

2. 导致气血不足的原因

① 饮食不当：食物为气血化生的重要来源，过度挑食、节食或饮食偏

嗜都会导致营养摄入不足或不均衡，气血生化乏源；或由于饮食不节伤胃，使产生气血的机器——脾胃不能正常运作，那么即使营养摄入足够，也不能为人体所用。

② 睡眠不足：长期生活不规律、熬夜会使机体的气血没有足够的恢复时间。

③ 疾病因素：如子宫肌瘤引起的月经量过多、各种原因引起的大失血等均可导致气血短时间内大量流失，导致气血两虚。

很多时候，从中医角度人体已经出现了气血不足的症状，但体检并没有发现疾病，属于亚健康状态。

3. 诊断依据

气血不足的临床表现非常广泛，气虚和血虚可单独出现，也可合并出现。要如何进行判断呢？

① 看眼睛：俗话说"人老珠黄"，其实指的就是眼白变得混浊、发黄、有血丝，眼袋很大，眼睛干涩，眼皮沉重，都表明这个人气血不足。

② 看皮肤：皮肤白里透着粉红，有光泽、弹性、无皱纹、无斑，代表气血充足。反之，皮肤粗糙，无光泽，发暗、发黄、发白、发青、发红、长斑就代表身体状况不佳、气血不足。

③ 看头发：头发乌黑、浓密、柔顺代表气血充足。反之头发干枯、易掉发、发黄、发白、开叉都意味着气血不足。

④ 看睡眠：成人如果能像孩子一样入睡快、睡眠沉、呼吸均匀、一觉睡到自然醒，表示气血很足。而失眠、惊悸、多梦，一般代表血虚。

⑤ 看手的温度：如果手一年四季都是温暖的，代表人气血充足。如果手心偏热、易出汗或冰冷，则是气血不足。

⑥ 看运动：成人运动时如果出现胸闷气短、疲劳难以恢复的状况，代表气血不足，而那些运动后精力充沛、浑身轻松的人气血就比较充足。

（二）气血不足的健康管理要点

① 合理膳食：补充气血最好的方法是合理膳食。很多女性由于节食减肥，饮食结构不健康或者三餐不定时，再加上喜欢喝冷饮等，导致气血不足，而合理膳食是补充身体所需营养的核心基础。

② 补充造血原料：铁剂、蛋白质、B 族维生素、维生素 C。同时，可以食用一些补气血的汤或者茶饮（同样适合体重管理期人群）：

当归黄芪汤：黄芪 30g，当归 6g，300—500ml 的水大火烧沸后，小火慢煮 30min，喝水，一天一次即可，优先选择早餐时喝。也可以在汤汁加入 1 个鸡蛋，一起吃完。

当归黄芪茶：黄芪 10g，当归 2g，每天用热水泡水当茶饮。

银耳鸡蛋汤：干银耳 10g 泡发、洗净入水煮 20min，打入 1 个鸡蛋，待鸡蛋花熟后，加入木糖醇调味。适宜体虚便秘特别是久咳不止的体重管理者。

当归生姜羊肉汤：当归、生姜各 60g，瘦羊肉 250g，醋、盐、胡椒粉适量，煮汤吃肉，此一份可以分 2 次吃。适宜怕冷体寒者。

注意：中国很多地方都有一些不错的补气血的方法，也不妨尝试。必要时可以经过中医辨证，再进行食疗调理。减肥人群要注意每日控制食物的能量，避免油腻。

③ 适量运动：生命在于运动，运动有利于促进全身血液循环，使气血运行通畅，促进营养吸收，改善气血及体质。

④ 按摩穴位：如按摩太阳穴、脑后、颈椎等，促进气血的运行，从而达到"生气旺血"的功效。

⑤ 咨询中医：如果气血非常差，体质也差，自己尝试用食疗方法效果很慢，要进行辨证论治，咨询专业的中医进行辨证调理。

三、湿气问题的健康管理要点

(一) 湿气的要点信息汇总

中医有云："湿乃百病之源"。在我国广东地区，几乎每家每户都特别注重祛湿保健康，民间流传很多祛湿食材、汤谱、药食同源方。

1. 湿气重的表现

① 口干、口苦、口臭 。

② 消化不良，反酸恶心，胸闷腹胀。

③ 大便不成形，粘马桶，排便不畅。

④ 头晕头疼，身体沉重，疲乏、嗜睡，午休时爱流口水，睡再多都不够。

⑤ 面部和头发油脂分泌多，容易长痘痘。

⑥ 早上起床经常眼睑肿、身体浮肿，甚至整天都是这样。

⑦ 总是痰多，咽喉特别容易不舒服。

⑧ 舌头胖大，伴有齿痕，舌苔比较厚腻，苔色呈白腻/黄腻。

⑨ 女性容易患有阴道炎，白带多，月经不调，男性容易阳痿早泄。

⑩ 皮肤经常容易起疹子、瘙痒。

2. 湿气的种类

(1) 按照产生的大概原因分

① 外湿：源自外界环境，如气候潮湿或生活在潮湿的环境中。如果人体的防御能力下降，可能导致湿邪侵入人体，造成疾病。外湿常常伴随风、寒、热等病邪一同侵犯人体。

② 内湿：源自体内，主要与脾的运化功能失调有关。脾胃被中医视为"后天之本"，负责食物的消化吸收和水液的运输分布。如果脾胃功能失调，

可能导致湿邪在体内积聚，从而引发各种疾病。

内湿与外湿往往同时存在，相互影响，所以不仅要祛除内湿，还要抵御外湿，双管齐下，效果才更好。

（2）按照湿与其他病邪的结合形式分

① 寒湿：当湿邪与寒邪相结合时，会形成寒湿。寒湿的表现：

舌头（最突出表现）：胖大舌，伴有齿痕，舌质偏淡，颜色偏青或偏紫。舌苔白/厚腻，舌苔上浮起一层水汽。

二便：小便尿液清长，几乎没有味道，如水一样。大便不成形，很稀薄，中医叫便溏，肚子总有不适感，情绪紧张时或食用油腻食品就想上厕所，且频次多。

慢性腹泻多数都是脾胃虚寒造成的。

月经：寒湿还可能会出现月经不调、月经推后、痛经等。

其他：身体沉重，畏寒怕冷，腰腹部寒冷、暖不热，容易生冻疮。

② 湿热：当湿邪与热邪相结合时，会形成湿热。湿热的表现：

舌头：舌质偏红，舌苔黄厚腻。

二便：小便短赤，味道很重。大便不成形、黏腻不爽，味道臭秽。上完厕所肛门有灼热感。

皮肤：皮肤一般又油又黄像洗不干净一样，且毛孔粗大，易有色斑、暗疮。

其他：心烦躁动，有口苦、口臭、口疮，身体疲乏。

③ 暑湿：当湿邪与暑邪相结合时，会形成暑湿。其症状表现和湿热比较像，有头晕、恶心、口干、口渴、尿黄、大便秘结等症状。暑湿易伤津耗气，会出现更为强烈的"憋闷"感，出现头晕目眩等感冒症状。暑湿一般出现在夏天高温高湿的天气，易调理。

④ 痰湿：湿邪在体内停滞过久会转化为痰，形成痰湿。痰湿的表现：

舌头：舌体胖大，舌质颜色淡，舌苔厚腻、滑腻，常伴胖大舌或齿痕舌。

二便：小便不多或微混；大便发黏，解大便很不顺，它不一定干，但是非常黏滞，冲不掉。

体形：体形肥胖，四肢浮肿，眼泡微浮。

其他：容易困倦，身体沉重，痰多，胸闷，关节酸痛，肌肤麻木，肠胃敏感。

3. 为什么要经常调理湿气

① 根据中医理论，湿邪（湿气）是一种持久且难以彻底消除的病理因素。它具有黏滞和沉重的特性，一旦在体内积聚，可能需要一段较长的时间才能完全清除。这就是为什么中医祛湿的过程通常需要持续进行，而不能一次性完成。

② 由于湿气可以因各种内外因素而产生，如潮湿的环境、饮食不当、生活习惯不良等，因此，即使体内的湿气已经被清除，如果这些因素仍然存在，湿气可能会再次积聚。因此，祛湿的过程需要持续进行，并伴随着生活习惯和饮食习惯的改善。这就像保持一个干净的房子一样，我们不能只打扫一次就永远保持干净，需要定期打扫。同样，祛湿也是一个需要持续进行的过程。

（二）湿气重的健康管理要点

中医讲究辩证地看待问题和解决问题，针对湿气重，也需要按照寒湿、暑湿、湿热、痰湿四类进行调理。以下，我们总结这四类情况的共性与个性化的健康管理要点供大家参考。在此也温馨提醒：当采用我们推荐的方法无效时一定要问诊中医，尽早解决问题。

1. 共性的健康管理要点

（1）饮食调理

饮食是影响体内湿气的主要因素之一。平时应尽量避免食用辛辣、油腻、生冷等食物，应多吃新鲜的蔬菜水果、粗杂粮等富含纤维素的食物。此外，在日常饮食中可以适量添加祛湿的食材，如赤小豆、冬瓜、苦瓜、芹菜、山药、扁豆、茯苓、绿茶等。

（2）适当运动

在中医理论中，运动被认为是能够帮助祛湿的有效方法之一。因为：

① 运动可改善气血运行，防止湿邪在身体内部停滞，加速湿邪的排出。

② 运动也可增强脾胃功能，脾胃是人体健康的基石，负责食物的消化吸收和水液的转化运输。运动可以增强脾胃功能，从而防止湿邪的产生。

（3）避开环境湿气

① 不要长时间直接睡在地板上，地板积聚大量湿气且容易侵入体内，进而增加四肢酸痛的风险。

② 潮湿下雨天减少外出。

③ 避免穿着未干的衣物，不要使用潮湿的被子盖着身体，沐浴后应彻底擦干身体并确保头发完全吹干。

④ 如果房间内湿气较重，建议经常开窗通风，以促进空气流通，帮助湿气排出。在外界环境也较潮湿的情况下，还可以使用空调、除湿机等设备除湿。

（4）合理有规律地作息，避免熬夜。

2. 个性化的健康管理要点

（1）针对寒湿

① 可用42—45℃的热水泡脚，这样可以起到温经散寒、促进血液循环、调节器官功能的作用。也可用艾灸肚脐、气海、阴陵泉，每2天一次即可，帮助排除寒湿。

② 不要吃生冷、辛辣刺激、性味苦寒或者比较黏腻的食物，比如苦瓜、

螃蟹、绿豆等，建议增加摄入性质偏温、健脾暖胃、利水渗湿的食物，如牛羊肉、韭菜、冬瓜、葱姜蒜、部分薯类（如红薯、紫薯）、小米、南瓜、薏米、山药、芡实等。

（2）针对湿热

① 饮食注意清热降浊。如：不要食用辛辣刺激、肥甘厚腻的食物，忌嗜酒，忌过饱；可以喝点绿茶，多吃丝瓜、苦瓜、冬瓜、海带、赤小豆、绿豆等食物。

② 避免穿着化纤内裤和紧身牛仔裤。因湿热引起的皮肤瘙痒，应禁止使用热水、肥皂洗涤，并避免使用刺激性药物涂抹，同时，要注意个人卫生，切忌搔抓皮肤，以防加重瘙痒症状。

（3）针对痰湿

① 穿衣面料以棉麻、丝等透气散湿好的材质为佳，避免冲凉水澡。

② 避免吃生冷黏腻、富含脂肪和甜腻的食物，建议经常摄入口感淡雅、性质温和平衡的食物，这些食物有助于健脾利湿、消化积聚并减少痰液堆积，比如白萝卜、荸荠、紫菜、海蜇、洋葱、枇杷、扁豆等。

③ 特别注意痰湿体质春季不宜食酸收之味。

四、免疫力差的健康管理要点

（一）免疫力差的要点信息汇总

免疫力可以保护我们免受致病微生物的侵袭，用著名健康教育专家洪昭光教授的话来说：它就像一支驻扎在体内的军队，承担着防御重任，以防人体受到细菌、病毒等"敌人"的攻击。从医学基本含义上讲，免疫力是指身体具有的识别抗原性物质（如病原体、毒素），并将这些物质清除出机体的能力。

1. 免疫力的影响因素

① 遗传：人体的免疫力首先跟遗传有一定的关系，遗传基因从先天上决定了每个个体的免疫系统状况。

② 年龄：成人的免疫力随着年龄的增长而减弱，免疫系统的反应速度随着年龄的增长而减慢，出错概率也不断增多。

③ 饮食：食物中有多种营养素能刺激免疫系统，提升免疫力，比如蛋白质、益生菌、维生素 A、维生素 B_1、维生素 B_2、维生素 B_3（烟酸）、维生素 B_5（泛酸）、维生素 B_6、维生素 C、维生素 E、叶酸、β–胡萝卜素、铁、锌、铜、硒等，如果缺乏这些成分，身体的免疫机能就会受到严重的影响。

④ 心理压力：心理压力会使我们精神紧张、焦虑、忧郁，会减少自然杀伤细胞的数量与淋巴细胞的活跃度。

⑤ 睡眠：免疫系统是按照正常的昼夜规律运作的，如果没有充足的睡眠，细胞吞噬能力会减弱，细胞分裂会减少，自然杀伤细胞和淋巴细胞的数量及活动会受到抑制。所以，我们应养成良好的睡眠习惯，拒绝熬夜，使免疫系统得以休养生息。

2. 免疫力差的常见表现

① 容易感冒、咳嗽。

② 容易被感染。

③ 若有疾病难恢复。

④ 无论睡眠是否充足，总是感觉疲劳。

⑤ 肠胃很敏感。

（二）免疫力差的健康管理要点

针对免疫力差的情况，按照我们经验，建议做到如下几点：

① 营养均衡、适量、合理，且每周要保持适量的运动。

② 保持良好作息，避免熬夜。

③ 注意调节情绪，减少压力，保持心情愉悦。坦然接纳已发生的一切。坚信通过自己的坚持、努力，好结果一定会出现。

④ 每日保证充足的饮水。

⑤ 可以适当补充改善免疫力的营养补充剂，如蛋白质粉、维生素 C、复合多种维生素矿物质、灵芝孢子粉、改善气血的产品等。

⑥ 特别注意：调理肠道，注重肠道健康。因为肠道是人体最大的免疫器官，人体 70% 的免疫力来自肠道。可以坚持补充一段时间的肠道微生态制剂，如益生菌、益生元、后生元，其中后生元有益生菌的功能，不用担心食用后被胃液杀死而失去作用，更容易促进肠道菌群平衡。

第十一章　常见健康膳食营养成分简介

作为营养师，除了指导用户的生活饮食习惯、疏导情绪，还免不了要根据用户情况推荐各种健康食品，如普通食品、膳食营养补充剂、营养强化食品、特殊膳食等。

一、常见与免疫力相关的营养成分

有利于调节人体免疫力的营养成分非常多，这里我们罗列一些常见的营养素或相关成分，供大家参考，要了解更多，可查阅相关文献或工具书。

（一）蛋白质

蛋白质是维持良好免疫力不可或缺的生理基础物质之一，人体各种免疫细胞都由蛋白质组成，抗体、细胞因子、溶菌酶和 C 反应蛋白等免疫分子，本质上也都是蛋白质。

（二）维生素 A

参与人体免疫系统成熟的全过程，能够改善细胞膜的稳定性，维持黏膜屏障的完整性，是免疫力第一道防线的"守护神"。

（三）B 族维生素

B 族维生素是一个"大家庭"，包括维生素 B_1、B_2、B_6、B_{12}、烟酸、泛酸、叶酸等。B 族维生素能介导免疫调节，辅助免疫系统正常运作，如维生素 B_6 参与淋巴细胞的增殖、分化、成熟和激活，调节细胞因子、趋化因子的产生；B_{12} 是细胞免疫的免疫调节剂；叶酸支持免疫应答等。

（四）维生素 C

维生素 C 有促进胶原蛋白合成、促进伤口愈合、美白肌肤等多种功效，通过支持非特异性免疫和特异性免疫反应中的各种细胞功能，有助于免疫防御。

（五）维生素 D

维生素 D 受体广泛存在于免疫细胞，故其能参与多种免疫细胞的增殖和分化。另外，维生素 D 既能增强先天性免疫应答，又能抑制获得性免疫系统，从而起到调节免疫应答的作用。

（六）维生素 E

维生素 E（生育酚）是细胞组织中重要的脂溶性抗氧化剂，是机体对抗脂质过氧化的第一道防线，保护细胞膜免受自由基的破坏，对维持免疫细胞的正常功能具有重要意义。

（七）铁

铁对免疫功能的影响与几种因素的相互作用有关：

① 游离铁对微生物有促进生长的作用。

② 未饱和铁结合蛋白有抑菌作用。

③ 对免疫应答的直接作用，包括对体液免疫、细胞免疫和吞噬作用的影响。

④ 对非特异免疫的影响，如维持正常的上皮屏障和维持含铁酶的活性。

（八）锌

锌有促进淋巴细胞增殖和活动能力的作用，对维持上皮和黏膜组织正常、防御细菌和病毒侵入、促进伤口愈合等有重要作用。

（九）铜

铜是许多酶的组成成分，如超氧化物歧化酶、细胞色素氧化酶、血浆铜蓝蛋白、单胺氧化酶等。这些铜依赖性酶为许多生化代谢过程所必需，对维持正常免疫系统（免疫器官、免疫细胞和免疫分子）的结构和功能发挥重要作用。

（十）硒

硒在氧化还原平衡中起着关键作用，能保护免疫细胞 DNA 免受损伤，也是酶的重要辅助因子，对体内免疫的适度反应非常重要，可同时对先天性免疫系统和后天性免疫系统造成影响。

（十一）益生元、益生菌、后生元

益生元可被双歧杆菌、乳酸杆菌等有益菌群利用产生代谢产物，而代谢产物反过来又促进其生长和增殖，从而刺激肠道免疫，提高巨噬细胞的活性，提高机体的抗体水平。对低聚糖类益生元的免疫调节作用检验证明，低聚糖多具有明显提高抗体形成细胞数及 NK 细胞活性、增强免疫功能的作用。后生元含有菌群代谢产物，有利于定向的有益菌在体内增殖，产生有利于提升免疫力的代谢产品。综合来说，这三种微生态制剂都有利于改善免疫力。

（十二）多不饱和脂肪酸（omega-3、omega-6）

多不饱和脂肪酸与正常的体液免疫反应密切相关，膳食中缺乏多不饱和脂肪酸尤其是缺乏必需脂肪酸，常常引起体液免疫反应下降。

（十三）膳食纤维

一些膳食纤维如低聚异麦芽糖、低聚果糖和低聚麦芽糖等可以在结肠发酵生成短链脂肪酸，促进肠道双歧杆菌和乳杆菌生长，维持肠道黏膜屏障，调节机体免疫功能。

综合以上内容可以看到，要保持良好的免疫力，日常饮食注意营养均衡、适量、合理是最关键的。其次，在身体免疫力较差时，注意补充日常饮食摄入足够的营养成分，有利于调节免疫力。

二、常见护眼益智营养成分简介

人们使用电子产品日渐频繁，来自工作、学习的压力日益增大，视疲劳、记忆力减退困扰着很多人，人们对护眼益智营养保健产品的需求日渐增多。下面罗列一些常见的有利于护眼益智的成分。

（一）叶黄素

叶黄素具有护眼和益智的双重作用。

叶黄素是一种类胡萝卜素，它是我们眼中的黄斑色素的主要组成成分，具有抗氧化、抗炎的特性。大量的证据表明，叶黄素对眼部健康有益。它可以改善和预防与年龄相关的黄斑性疾病，而这种疾病正是导致视力受损和失明的主要原因。有研究发现，叶黄素与其他抗氧化剂、维生素和矿物质等营养物质联用，可协同保护眼部健康。

另外，叶黄素存在于大脑的每个部位，其通过抑制自由基、减轻炎症和增加神经营养因子来促进大脑健康，极大地有益于大脑认知，有助于学习和记忆。血液中叶黄素水平高的老年人能表现出卓越的使用终生获得的技能和信息的能力。此外，研究还发现，眼睛中的叶黄素水平与视觉处理速度呈正相关，因此也与警觉性和大脑准备度正相关。

（二）β-胡萝卜素

β-胡萝卜素是类胡萝卜素，在体内可以转化成维生素 A。维生素 A 缺乏是全世界最普遍的微量营养素缺乏之一，维生素 A 缺乏可能导致眼干燥症，经常用眼且容易眼干者可以适当补充。

（三）维生素 C 和维生素 E

维生素 C 和维生素 E 功能非常多，也包含了护眼和益智。

有研究指出，抗氧化剂可能通过与光吸收过程中产生的自由基反应来防止视网膜细胞损伤。除了叶黄素，维生素 C 和维生素 E 等抗氧化维生素也具有强大的抗氧化作用。研究表明，抗氧化维生素在短期研究中对白内障的发生和进展没有影响，而在 10 年随访期的研究中，降低了核性白内障的风险。

对老年人进行调查后的结果发现，轻度认知障碍和阿尔茨海默病患者的血浆中维生素 C 水平比健康人低。通过补充维生素 C，可以降低阿尔茨海默病的发病风险。另外，维生素 E 是一种重要的抗氧化剂，可以在大脑衰老过程中预防或减缓认知能力下降和改善记忆力。它也被认为可以减少自由基暴露引起的氧化应激，并可以延缓甚至预防阿尔茨海默病的进展。

（四）ω-3 不饱和脂肪酸（含 EPA、DHA）

ω-3 不饱和脂肪酸的功能非常多，包含了护眼和益智。

ω-3 不饱和脂肪酸是视网膜关键组成部分，对眼健康至关重要。缺乏 ω-3 可能导致眼干燥症、视网膜病变等。富含 ω-3（尤其是 EPA 和 DHA）的饮食可改善视觉，其抗炎特性能阻止氧化和炎症因子释放。

DHA 是大脑和视网膜中最丰富的 ω-3 脂肪酸，对神经膜的形成和功能至关重要。主要有利于益智的生理功能有：

① 促进神经突触形成：神经突触是神经元之间信息传输的关键区域，DHA 在突触的形成和修复过程中起着关键作用。突触的数量和质量直接影响学习和记忆。

② 抗氧化和抗炎作用：DHA 具有抗氧化和抗炎的作用，可以保护大脑免受自由基和慢性炎症的伤害。

③ 调节神经递质：DHA 还能影响神经递质（如多巴胺和血清素等）的释放，这些神经递质对情绪、学习和记忆至关重要。

④ 提供营养和能量：DHA 为大脑细胞提供营养和能量，有助于大脑细胞的健康和活动。

（五）卵磷脂

卵磷脂有益智的作用。

人体脑神经细胞中卵磷脂的含量约占其质量的 17%—20%。卵磷脂在人体中的主要功能是构成细胞膜，特别是神经细胞膜。其健脑益智作用原理主要有：

① 神经细胞膜构成：卵磷脂可以提供构建和修复神经细胞膜所需的重要物质，有助于神经细胞发挥正常功能。

② 神经递质合成：卵磷脂是合成神经递质乙酰胆碱的重要成分，乙酰胆碱对学习和记忆过程起重要作用。

③ 抗氧化和抗炎作用：磷脂具有抗氧化和抗炎作用，可以保护神经细胞免受损伤。

写在最后

我们认为营养师的价值不仅仅是给用户提供解决方法和建议，还包括服务中不厌其烦的督促引导，让用户愿意坚持，后者的价值不亚于前者！

我们真心希望广大营养师同仁一定要坚持学习，能够更全面地帮助用户解决问题，帮助用户平衡全身心健康。

我们也希望更多的人能够重视健康，学会自我健康管理，并且不断传承给子孙后代，健康一生，幸福一生！

参考文献

［1］杨月欣，葛可佑．中国营养科学全书［M］．人民卫生出版社，2019，97－99．

［2］Spritzler F C.（2016）. How cooking affects the nutrient content of foods ［J］. Authority nutrition，2016，8.

［3］王从容，杨锡让．肥胖发生机制的生理学分析［J］．北京体育大学学报，1994，17（1）：40－43．

［4］刘英华．301 医院营养专家：减肥瘦身一本通［M］．北京：化学工业出版社，2020．

［5］韦丹，高峰．科学认识肥胖及并发症［M］．湖北科学技术出版社，2017．

［6］武东明，李春雷．有氧运动减脂，无氧运动增肌吗［J］．发明与创新（中）．2022，（07）．

［7］Fang S，Suh J M，Reilly S M，et al. Intestinal FXR agonism promotes adipose tissue browning and reduces obesity and insulin resistance［J］. Nature medicine，2015，21（2）：159－167.

［8］孙长颢，凌文华．食品与营养卫生学［M］．人民卫生出版社，2017．

［9］Stookey J D，Constant F，Popkin B M，et al. Drinking water is associated with weight loss in overweight dieting women independent of diet and activity

[J]. Obesity, 2008, 16（11）：2481 - 2488.

[10] 中华医学会消化病学分会. 中国慢性胃炎诊治指南（2022 年，上海）[J]. 中华消化杂志, 2023, 43（3）：45 - 175.

[11] lanas A. Chan FKL. Peptic ulcer disease [J]. Lancet, 2017390（10094）：613 - 624.

[12] 杨月欣, 葛可佑. 中国营养科学全书 [M]. 人民卫生出版社, 2022.7：1579 - 1581.

[13] 中华消化杂志编委会. 消化性溃疡诊断与治疗规范（2016 年，西安）[J]. 中华消化杂志, 2016, 36（8）：508 - 513.

[14] 高晶晶, 张健. 酒精对脂肪肝及其相关疾病的影响 [J]. 中华医学杂志, 2017, 97（6）：460 - 463.

[15]《中国饮酒指南》. 中国营养学会. 2018.

[16] 赵晓云, 李建芳, 李金华, 等. 高脂血症合并肝脏脂肪变性患者的饮酒情况及对肝功能及血脂的影响 [J]. 临床肝胆病杂志, 2017, 33（1）：84 - 87.

[17] 中华医学会内分泌学会.《中国高尿酸血症与痛风诊疗指南（2019）》[J]. 中华内分泌代谢杂志, 2020, 36（1）：1 - 13.

[18] 卵巢囊肿诊治中国专家共识（2022 年版）[J]. 中国实用妇科与产科杂志, 2022, 38（8）.

[19] 梁俊凤. 卵巢囊肿发病原因与临床治疗方式的应用进展 [J]. 临床医药文献电子杂志, 2018, 5（02）.

[20] 杨加周, 赵豫凤, 王艳梅, 等. 吸烟对精液质量和月经功能的影响 [J]. 中国生育健康杂志, 2009 年第 20 卷第 3 期：146 - 147.

[21] Lizneva D, Suturina L, Walker W, et al. Criteria, prevalence and phenotypes of polycystic ovary syndrome [J]. Fertility and sterility, 2016, 106（1）.

［22］宋颖，李蓉．多囊卵巢综合征中国诊疗指南解读［J］．实用妇产科杂志，2018，34（10）．

［23］BALEN A. H，Andersonra. Impact of obesity on female reproductive health：British fertility society，Police and practice guidelines［J］．HumfertilL，2007，10（4）．

［24］Lerchbaum E. Vitamin D and PCOS：A Comprehensive Review［J］．Nutrients. 2017；9（8）：855.

［25］王辰，王建安．内科学（3版）［M］．北京：人民卫生出版社，2015.

［26］Marqusee E，Benson C B，Frates M C，et al. Usefulness of ultrasono-graphy in the management of nodular thyroid disease［J］．Ann Intem Med，2000，133（9）：696－700.

［27］Durante C Grani G，Lamartina L，et al. The Diagnosis and management of thyroid nodules：a review［J］．JAMA，2018，319（9）：914.

［28］中华医学会．甲状腺结节及分化型甲状腺癌的诊治指南（第二版）［J］．中华内分泌代谢杂志，2023，39（3）．

［29］陈孝平，汪建平，赵继宗．外科学［M］．北京：人民卫生出版社，2018.

［30］李琼才，张法政．甲状腺结节120例临床诊治分析［J］．中华现代医药，2004，003（003）：222－223.

［31］曹琳，余江毅教授从肝论治甲状腺结节经验精萃［J］．辽宁中医药大学学报，2010，12（10）：124.

［32］葛均波，徐永健，王辰．内科学［M］9版．北京：人民卫生出版社，2018.

［33］中华医学会内分泌学分会，《中国甲状腺疾病诊治指南》编写组．中国甲状腺疾病诊治指南——甲状腺炎［J］．中华内科杂志，2008，47（9）：784－788.

［34］童南伟，邢小平．内科学：内分泌分册［M］．北京：人民卫生出版社，2015．

［35］中华医学会，中华医学会杂志社，中华医学会全科医学分会，等．甲状腺功能亢进症基层诊疗指南（2019 年）［J］．中华全科医师杂志，2019（12）：1118－1128．

［36］中华医学会内分泌学分会．成人甲状腺功能减退症诊治指南［J］．中华内分泌代谢杂志，2017，33（2）：167－180．

［37］卢旭，马绍英，李胜，等．不同烹饪方式下烹饪时间对西兰花中萝卜硫苷和萝卜硫素的影响［J］．食品科学，2020，41（1）：7．

［38］林亚星．胆石症胆囊炎［J］．临床荟萃，1997（13）：584．

［39］高燕．预防胆石症，把好饮食关［J］．解放军健康，2016（02）：17．

［40］丛小飞．胆囊炎和胆石症患者的饮食健康指导［J］．当代护士（中旬刊），2018，25（07）：135．

［41］蔡景理，丁友成．胆囊息肉是怎样形成的［J］．家庭医药．快乐养生，2023（02）：94－95．

［42］刘旭．如何合理地治疗胆囊息肉［J］．家庭生活指南，2019（06）：82．

［43］杨涛．胆囊结石和胆囊息肉防治知识十问［J］．健康博览，2019（03）：36－37．

［44］郑家增．胆囊息肉患者饮食上要注意些啥？［J］．中老年保健，2016（12）：47．

［45］易善永．胆囊切除患者须防止出现后遗症［J］．求医问药，2009（05）：28－29．

［46］中华医学会神经病学分会，中华医学会神经病学分会睡眠障碍学组．中国成人失眠诊断与治疗指南［J］．Chin J Neurol，May 2018，Vol. 51，No. 5：324．

［47］姚明洋. 失眠的危害 ［J］. 中国实用乡村医生杂志，2017，24（5）：10－12.

［48］中国睡眠大会. 2022 中国作息报告 ［R］. 北京市：2022 全国卫生产业企业管理协会睡眠产业分会，2022.

［49］国家药典委员会. 中华人民共和国药典（一部）［M］. 北京：中国医药科技出版社，2015：358.

［50］任茜，孙建琴. 微量营养素补充剂对老年人认知功能影响的研究进展 ［J］. 中华老年医学杂志，2019，38（12）：1435－1440.

［51］曹秀红，庞惠，赵民生. 谷胱甘肽的临床应用进展 ［J］. 中国综合临床. 2002，18（9）：782－783.

［52］Lee H, Ko G P. Antiviral effect of vitamin A on norovirus infection via modulation of the gut microbiome ［J］. Scientific reports，2016，6（1）：1－9.

［53］中国食品科学技术学会益生菌分会. 益生菌的科学共识（2020 年版）. 中国食品学报. 2020，20（5）：1－5.